Sterbefasten

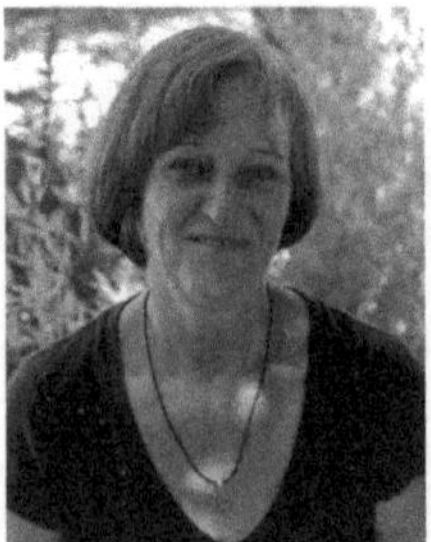

Christiane zur Nieden, geb. 1953, Studium der Romanistik und Geschichte in Münster, 25-jährige Mitarbeit in einer Praxis für Allgemeinmedizin und ehrenamtliche Tätigkeit als Sterbe- und Trauerbegleiterin. Heilpraktikerin für Psychotherapie, Beraterin für Kommunikation am Lebensende, Patientenverfügung und Vorsorgevollmacht. Sie ist verheiratet mit einem Arzt für Allgemein- und Palliativmedizin und Mutter einer Tochter.

Christiane zur Nieden

Sterbefasten

Freiwilliger Verzicht auf Nahrung und Flüssigkeit

Eine Fallbeschreibung

Mabuse-Verlag
Frankfurt am Main

Bibliografische Information der Deutschen Nationalbibliothek

Die Deutsche Nationalbibliothek verzeichnet diese Publikation in der Deutschen Nationalbibliografie; detaillierte bibliografische Angaben sind im Internet unter http://dnb.d-nb.de abrufbar.

Informationen zu unserem gesamten Programm, unseren AutorInnen und zum Verlag finden Sie unter: www.mabuse-verlag.de.

Wenn Sie unseren Newsletter zu aktuellen Neuerscheinungen und anderen Neuigkeiten abonnieren möchten, schicken Sie einfach eine E-Mail mit dem Vermerk „Newsletter“ an: online@mabuse-verlag.de.

Der Einfachheit halber wird häufig nur das männliche Geschlecht verwendet; gemeint sind aber natürlich alle Geschlechter.

2., aktualisierte und korrigierte Auflage 2017

Mabuse-Verlag GmbH
Kasseler Str. 1 a
60486 Frankfurt am Main
Tel.: 069 – 70 79 96-13
Fax: 069 – 70 41 52
verlag@mabuse-verlag.de
www.mabuse-verlag.de
www.facebook.com/mabuseverlag

Lektorat und Umschlaggestaltung: Franziska Brugger, Frankfurt am Main
Satz und Gestaltung: Björn Bordon, MetaLexis, Niedernhausen
Umschlagbild: Laura zur Nieden, Wiesbaden
Zeichnungen im Innenteil: Michael Görler, Hattingen/Blankenstein

Druck: CPI – Clausen & Bosse, Leck
ISBN: 978-3-86321-337-4
Printed in Germany

Das Angenehme dieser Welt hab ich genossen,
die Jugendstunden sind, wie lang, wie lang verflossen,
April und Mai und Julius sind ferne,
ich bin nichts mehr, ich lebe nicht mehr gerne.

Friedrich Hölderlin

Inhalt

Geleitwort

Das Thema Sterben und Tod beschäftigt mich seit meiner Kindheit. Vater und Mutter waren Lehrer in einem kleinen Dorf, das einzige Klassenzimmer befand sich in dem Haus, in dem wir auch wohnten, und das grenzte, wie damals üblich, an den Friedhof. Schon früh erlebte ich, auf meinem Lieblingsplatz im Apfelbaum versteckt, viele Beerdigungen mit, und wunderte mich jedesmal: Was war da passiert? Das, was da eingebuddelt wurde, war ja nur ein Teil des Menschen, den ich gekannt hatte – wo aber war der andere? Einmal wurde ein altes Grab ausgehoben, weil ein neuer Toter hinein wollte. Zum Vorschein kam eine völlig unversehrte Puppe. Sie hatte der Schwester meiner Großmutter gehört, die als kleines Mädchen gestorben war. Von der körperlichen Hülle des Mädchens war nichts übriggeblieben – in der Puppe jedoch lebte es mit seiner Liebe zu ihr weiter.

Ende der 1970er Jahre musste ich das lange Dahinsiechen meiner geliebten Mutter mit ansehen, durch die lebensverlängernden Maßnahmen der Schulmedizin qualvoll in die Länge gezogen – verzweifelt und hilflos, weil ich ihr nicht helfen konnte.

Vor einiger Zeit kam ich nach einem Schwächeanfall vorsorglich auf die Intensivstation und verbrachte mehrere Nächte in einem Raum mit einem 93-jährigen Schlaganfallpatienten. Er war halbseitig gelähmt, konnte nicht mehr sprechen und nicht mehr schlucken, wurde künstlich ernährt. Ich fragte mich, ob er wohl damit einverstanden war? Ob er bereit wäre, in diesem Zustand weiter zu leben? Unwillkürlich kam mir dabei der Gedanke an mein Sterben.

Ich bin nach einem Burnout selbst schlaganfallgefährdet, habe inzwischen natürlich sorgfältig eine Patientenverfügung verfasst, die von mir nicht gewünschte, das Sterben nur hinauszögernde medizinische Maßnahmen verbietet. Ich fürchte, wie wohl die meisten Menschen, ein langes Dahinsiechenmüssen mehr, als das Sterben selbst.

Dann erfuhr ich von der Möglichkeit des Sterbefastens, das man letztendlich nach einigen Tagen ohne negative Folgen noch abbrechen kann – wie beim Heilfasten –, wenn der Betroffene zu einer anderen Einsicht kommen sollte.

Inzwischen habe ich die erste Auflage dieses wunderbaren Buches von Christiane zur Nieden gelesen. Sie beschreibt, wie sie, unterstützt durch ihren Mann, Arzt für Allgemein- und Palliativmedizin, den Wunsch ihrer 88-jährigen Mutter erfüllte, mit Hilfe des Sterbefastens ihr Leben zu beenden.

Das Besondere an diesem Sterbefall ist, dass die Mutter nicht sterbenskrank war, sondern nur satt vom Leben, sie hatte „genug gelebt". Christiane zur Nieden schildert zwar durchaus die Probleme, die die Angehörigen mit dem zunächst als Zumutung empfundenen Entschluss der Mutter hatten, macht aber auch Mut und schafft es manchmal sogar zu erheitern. Sie fordert auf, sich generationsübergreifend und rechtzeitig mit dem Thema Sterben und Tod auseinanderzusetzen, statt es zu verdrängen. Ihr fundiertes Wissen über selbstbestimmtes Sterben durch Fasten kann Sterbewilligen wie auch Angehörigen die Angst vor einem leidensverlängernden, medizinisch hinausgezögerten Sterbevorgang nehmen, denn es zeigt eine Alternative auf.

Ich finde diesen Gedanken ungemein tröstlich: Wenn ich nicht mehr kann und will, kann ich innerhalb eines überschaubaren Zeitraumes mein Leben ohne Gewaltakt, lediglich durch den Verzicht auf Nahrung und Flüssigkeit, selbstbestimmt beenden.

Und noch etwas: Was unter dem viel strapazierten Begriff „würdevolles Sterben" zu verstehen ist, hat nicht der Staat vorzuschreiben. Das muss jeder einzelne Mensch für sich selbst entscheiden dürfen.

Ich wünsche dem Buch den großen Erfolg, den es verdient!

Barbara Rütting
Schauspielerin, Autorin, Politikerin und Initiatorin der Petition „Gestorben wird zuhause – Ja zum begleiteten Sterbefasten"[1]
Marktheidenfeld, Herbst 2016

---

1 https://www.change.org/p/gestorben-wird-zuhause-ja-zum-sterbefasten

Teil I
Tagebuch eines Sterbens

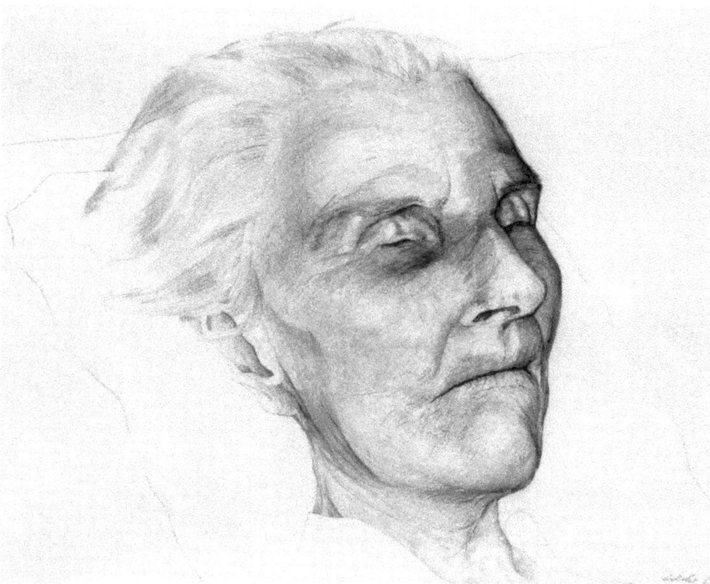

Portrait meiner verstorbenen Mutter,
gezeichnet von meinem Bruder, Michael Görler.

1 Letzter Atemzug

27. Februar 2010, sieben Uhr früh. Ich habe gerade das Handy am Ohr, um meiner Tochter Bescheid zu geben, dass sie rasch kommen solle, da es wohl mit Mama zu Ende gehe, als plötzlich Mamas Atmung stockt. Der Puls meiner Mutter verlöscht. Sie liegt ganz still und friedlich da. Dann – nach einer langen Pause – noch ein Atemzug. War das ihr letzter? Nein, es folgt nach einer weiteren Pause noch ein sanfter, flacher Atemzug.

Dann ist alles still.

Mama hat es geschafft. Sie hat ihren letzten Weg gemeistert. Sie ist gestorben, dreizehn Tage nach ihrem freiwilligen Entschluss, das Essen und Trinken komplett einzustellen. Es waren schwierige dreizehn Tage, die wir Zeit hatten, den Entschluss meiner Mutter zu akzeptieren und ihr Sterben zu begleiten. Diese kurze Zeitspanne war für die gesamte Familie so wichtig, so einschneidend, so traurig, so emotionsgeladen, oft sogar sehr fröhlich und insgesamt so erfüllend, dass mir der Gedanke kam, dieses Ereignis später einmal aufzuschreiben. Ich wollte es weitergeben an Menschen, die sich im hohen Alter eventuell auch für diese Art des Sterbens entscheiden sollten, um ihnen Angst zu nehmen und sie auf Probleme vorzubereiten. Und an deren Angehörige und Freunde, die ich mit diesem Buch ermutigen und unterstützen möchte, diesen Weg als Begleiter oder Begleiterin mitgehen zu können.

Mein Entschluss ist geblieben, diese Sterbensphase meiner Mutter mit allen „Pros“ und „Kontras“, mit rechtlichen, moralischen, sozialen, kommunikativen und spirituellen Aspekten aus der Sicht einer begleitenden Tochter weiterzugeben. Jetzt, vier Jahre nach ihrem Tod, ist es endlich so weit oder besser gesagt: bin ich endlich so weit. Ich bin zwar auf dem Gebiet der Sterbebegleitung keine Anfängerin, da ich seit 1989 Sterbende und Trauernde begleite, aber weil es in der eigenen Familie geschah und es um das Sterben meiner eigenen Mutter ging, war auch ich befangen. Die emotionale Neutralität, die ich sonst bei den professionell begleiteten Menschen meist aufbringen konnte, fehlte mir hier. Leider kam erst kurz nach dem Tod meiner Mutter das hervorragende Buch von Boudewijn Chabot und Christian Walther *Ausweg am Lebensende. Selbstbestimmtes Sterben durch freiwilligen Verzicht auf Essen und Trinken* heraus. Wie gut hätte ich es mit seinen vielen Vorschlägen, Hinweisen und Erfahrungen in der Begleitung meiner Mutter gebrauchen können!

Unsere ganze Familie, mein Mann, meine Tochter, meine Schwester, mein Bruder und ich haben alle in unserer höchst eigenen Art und Weise und in unserem individuellen Tempo die unterschiedlichen Trauerreaktionen[1] zum Teil bereits in den dreizehn Tagen des Sterbens durchlebt und durchlitten. Vielleicht hat uns die Offenheit und Direktheit, mit der wir schon immer täglich mit Sterben und Tod umgehen, geholfen, die Phasen abzukürzen. Aber ich erinnere mich beispielsweise noch gut an mein Nicht-Wahrhaben-Wollen, meine Wut, mein Unverständnis, mein Verhandeln, bis ich erkennen konnte: Meine Mutter meint es ernst mit ihrem Sterben-Wollen, ich kann und muss es akzeptieren, da wir jetzt handeln müssen. Meine eigenen Reaktionen kamen mir sehr bekannt vor, spiegelten sie doch die erste Trauerphase nach dem Tod eines geliebten Menschen wieder, in der wir ja mehr oder minder nur funktionieren, da es so viele Dinge zu regeln gibt. Die richtige Trauer sollte sich erst später zeigen.

---

1 Trauer- und Sterbephasen nach Verena Kast: 1. Nicht-Wahrhaben-Wollen, 2. Intensive aufbrechende Emotionen, 3. Suchen, Finden, Loslassen, 4. Akzeptanz und Neuanfang.

2 Erste Hinweise

Am Tag vor Rosenmontag hole ich morgens meine Mutter mit dem Auto zu uns nach Hause. Wir wollen den Tag gemeinsam verbringen. Sie möchte mir wieder helfen, meine und ihre Wäsche zu falten, eine Tätigkeit, die sie gut auf dem Sofa sitzend erledigen kann. Sie lehnt es heute ab, sich bei uns zu duschen, was sie sonst einmal die Woche tut, da sie mich beim Duschen als Sicherheit in ihrer Nähe haben will. An diesem Sonntag ist sie zu müde. Sie liegt fast den gesamten Tag ausgestreckt auf dem Sofa, kommt zum Suppe Essen kurz in die Küche, klagt aber über Magenschmerzen. Seit Jahren leidet sie darunter, vor allem wenn sie einen leeren Magen hat. Mit vielen kleinen Zwischenmahlzeiten und einem speziellen Magenmedikament (Pantozol) hatte sie die Schmerzen bisher gut in den Griff bekommen, aber heute scheint sie gesundheitlich angeschlagener zu sein als die Tage zuvor.

Unser kleiner Hund Chipie sitzt neben ihr auf dem Sofa, und ich setze mich auch dazu. Nein, Fußpflege solle ich heute nicht machen.

„Sag mal, Christiane, ich will sterben. Wie mache ich das?“, fragt sie mich.

Ich kenne diese Frage. Sie hat sie mir in den letzten drei Jahren des Öfteren gestellt. Wir haben ab und zu über die Möglichkeiten zu sterben gesprochen, aber nie so konkret. Wie oft hat sie gesagt: „Ich bin ja mal gespannt, woran ich sterben werde.“

Heute kontert sie auf jedes Argument, warum sie noch leben solle, warum es sich noch lohne, für wen sie noch in diesem Leben wichtig sei, dass sie noch Zeit habe, mit: „Ja, aber …!“

„Was hab ich denn noch vom Leben? Nichts kann ich mehr selber machen! Zu allem brauch ich deine Hilfe. Immer muss ich dich belasten. Wie alt soll ich denn noch werden? Kann ich

nicht alle meine Schlaftabletten auf einmal nehmen? Reicht das nicht?"

„Nein, Mama, das reicht nicht. Davon bekommst du Bauchschmerzen, schläfst zwar lange, erbrichst eher und stirbst vielleicht an deinem Erbrochenen, aber das ist kein sicherer und auch kein schöner Tod."

„Wie lange dauert es denn noch, bis ich sterbe?"

„Ach, Mama, du bist alt und hast viele Gebrechen, aber keines davon bringt den Tod!"

„Ja, aber kann denn Christoph[2] mir nicht einfach eine Spritze geben, und ich bin weg. Das kann er doch als Arzt?"

„Mama, das geht eben nicht! Du weißt doch, wenn das irgendwie rauskäme, dann würde er seine Approbation verlieren." Ich erkläre ihr, dass meine Schwester, die ebenfalls Ärztin ist, ihr ebenso wenig eine tödliche Spritze geben darf.

„Außerdem weiß ich nicht, ob die beiden mit der Tatsache, dir die Todesspritze gegeben zu haben, weiterleben könnten. Du kannst nicht von ihnen erwarten, dass sie das tun."

„Aber wie soll ich es denn machen? Wie würdest du es denn tun, wenn du jetzt nicht mehr leben wolltest?"

Ja, und dann hab ich ihr gesagt, dass ich „einfach" die Ernährung und die Flüssigkeit weglassen würde.

„Du meinst, wenn ich sterben will, dann sollte ich nichts mehr essen und trinken. Geht das denn? Kann man das überhaupt aushalten und durchhalten?"

Ich erinnere mich noch gut an die vielen Sterbebegleitungen, die ich in meinem Leben schon gemacht habe, bei denen die Sterbenden krankheitsbedingt oder auch selbstgewählt die Nahrungsaufnahme verweigert haben und zum Teil auch die Getränke ausgeschlagen haben. Sie haben diesen Verzicht alle

---

2 Mein Ehemann Christoph ist Allgemein- und Palliativmediziner.

gut ausgehalten. Es schien ihnen in ihrer Situation nicht einmal besonders schwerzufallen.

Ich versuche, meiner Mutter kurz zu erklären, wie der Sterbeprozess in einem solchen Fall abläuft: „Wenn du nichts mehr isst und trinkst, versagen allmählich deine Nieren. Das bedeutet, du würdest immer müder und schläfriger werden bis hin zur Bewusstlosigkeit. Du würdest also sozusagen in den Tod schlafen. Mit guter Mundpflege und liebevoller Betreuung, glaube ich, kann das ein recht angenehmer Tod sein. Früher starben die kranken und sehr alten Menschen an ‚Auszehrung'. Das war nichts anderes! Da galt diese Sterbeart als normal und war nichts Ungewöhnliches."

In diesem Moment kommt mein Mann Christoph mit einer Jeans in der Hand die Treppe herunter.

„Christoph, Mama will unbedingt sterben."

Christoph, der ein wunderbares Verhältnis zu meiner Mutter hat, schaut sie an und sagt: „Ich trau es mich ja kaum zu sagen, aber könntest du mir vorher noch einen Knopf an meine Hose nähen?"

Wir alle drei beginnen von Herzen zu lachen. Bei meiner Mutter mischen sich ein paar Tränen dazu. Dann aber wendet sich Christoph ernsthaft meiner Mutter zu. Auch er hält den Verzicht auf Essen und Trinken für eine würdige Form des selbstbestimmten Sterbens und bestätigt ihr, dass er diese Sterbeart von vielen Patienten gut kennt.

„In vertrauter Umgebung und mit liebevoller Begleitung kann das eine schöne Art zu sterben sein."

Mein Mann und ich haben gelernt, dass es wichtig ist, geäußerte Sterbewünsche von Patienten ernst zu nehmen und nicht gleich mit Gegenargumenten vom Tisch zu fegen. So halten wir es auch bei meiner Mutter. Wir sprechen in unserer Familie oft über Themen wie Sterben, Tod, Trauer, Beerdigung und Trauerfeier, auch mit meiner Mutter, ebenso wie mit unserer mittlerweile erwachsenen Tochter. Aber wen mag das verwundern: Mein Mann ist Palliativmediziner, der täglich viele Hausbesuche macht, vor allem bei Schwerkranken und Sterbenden, und ich arbeite seit 25 Jahren als Sterbe- und Trauerbegleiterin. So ist auch dieses Gespräch für uns nicht ungewöhnlich, da die Themen Sterben und Tod im Grunde immer irgendwie präsent sind. Auch die Tatsache, dass meine Mutter einen Sterbewunsch äußert, ist nicht erstaunlich. Schon des Öfteren hatten wir darüber gesprochen. Mal ernsthaft und nachdenklich, aber auch lustig und ironisch. Irgendwann ist das Thema dann wieder vom Tisch und wir unterhalten uns über alltägliche Begebenheiten. Gegen Abend will Mama noch vor dem Abendbrot wieder nach Hause gefahren werden.

„Mama, ich hol dich dann morgen früh gegen zehn Uhr ab, dann können wir doch zusammen die Karnevalsumzüge im Fernsehen anschauen und Mittagessen zusammen kochen. Einverstanden?"

„Ja, gut, dann noch einen schönen Abend. Bis morgen."

3 Rosenmontag – der Entschluss

Es ist zehn Uhr. Ich schließe Mamas Wohnungstür auf und rufe sie. Sie antwortet nicht. Mama liegt im Bett und reagiert nur verzögert auf mein lautes Rufen und auf meine Anwesenheit.

„Was machst du da? Ich wollte dich doch jetzt holen!"

„Ich habe doch gesagt, ich will sterben", antwortet sie. „Lass mich einfach hier liegen."

Auf dem Nachttisch liegt eine Packung Schlaftabletten. Ich kann erkennen, dass sie mindestens vier Tabletten genommen hat. Mich würde diese Dosis erst einmal nicht wach werden lassen. Aber bei einem Menschen, der, wie Mama, seit ihren beiden Hüftoperationen vor 27 Jahren regelmäßig Schlafmittel nimmt, wirken diese eben nur verhalten.

„Mama, das bringt doch nichts, davon stirbst du nicht."

„Doch, ich habe nur einen Zwieback gegessen, trinke nur ein wenig Tee und weiter nichts. Du hast doch gesagt, dass man dann sterben kann."

Ich fühle mich wie vor den Kopf geschlagen! Wie oft hatten wir schon ein mögliches Sterben besprochen, aber es war nie konkret. Ich bin auch entsetzt über das, was ich ihr alles gestern erzählt habe. Habe ich da nicht einen großen Fehler gemacht? Ich hätte intensiver nachfragen müssen, warum sie im Moment ans Sterben denkt. Ich will mit ihr reden, ich will nicht wahrhaben, dass sie wirklich sterben will, und es nicht nur bei der „Besprechung" bleibt. Aber ich kann nicht richtig mit ihr kommunizieren, sie lallt mehr, als dass sie spricht. Sie schläft immer wieder ein – mitten im Satz.

Ich stehe im Schlafzimmer an ihrem Bett, völlig geschockt von dem, was sie da im Begriff ist zu tun. Meine Mutter liegt da mit geschlossenen Augen und gibt immer wieder kurze Schnarchgeräusche von sich. Ich bin entsetzt und fühle mich überrumpelt, ja, sogar wütend. Ich weiß nicht, was ich sagen soll und bin im Grunde sprachlos, ebenso wie sie durch ihre Schlaftabletten.

Man sieht und spürt einen Unterschied zwischen einem Menschen, der „normal" schläft und einem, der vollgepumpt ist mit Schlaftabletten. Ich empfinde schlafende Menschen mit ihren entspannten Gesichtszügen als schön. Aber ein Mensch, der Schlafmittel genommen hat, sieht verändert aus. Auch bei meiner Mutter sehe ich in ein Gesicht, dessen Muskeln völlig erschlafft sind, der Unterkiefer hängt herunter, die Augäpfel fallen ein und das Gesicht ist wie aufgequollen. Sie wirkt auf mich wie eine völlig betrunkene Frau, die ihren Rausch ausschläft. Das ist nicht meine Mama! Ich empfinde Wut und will ihr die Schlaftabletten wegnehmen. Sie wacht auf und protestiert: „Das darfst du nicht! Es ist mein Entschluss und den hast du zu akzeptieren!"

Ich bin fassungslos. Was soll ich tun? Ich verabschiede mich erst einmal und fahre verwirrt nach Hause. Ich rufe meine Schwester an, berichte ihr alles. Ich verspreche ihr, sie auf dem Laufenden zu halten. Mittags überfalle ich meinen Mann mit der Nachricht, nachdem er aus der Praxis nach Hause kommt. Ich bin nicht ganz sicher, ob Mama es nun wirklich ganz ernst meint. Da ich ganz unruhig bin, fahre ich noch viermal zu meiner Mutter, aber die Situation ist unverändert. Immer wenn sie wach wird, nimmt sie eine Schlaftablette, trinkt ein wenig und isst einen Zwieback. Ein Gespräch mit ihr ist kaum möglich. Ich empfinde sie als bockig und stur. An diesem Abend fahre ich nach Hause mit dem Vorsatz, morgen, also Dienstag, ganz früh zu ihr zu fahren. Dann beruhige ich mich ein wenig. Vielleicht hat sich die Situation auch bis dahin bereinigt. Vielleicht kommt sie bis morgen „zur Vernunft".

4 Gründe

Ich möchte Ihnen gerne meine Mutter als Person etwas näher bringen, so dass es Ihnen, liebe Leserinnen und Leser, einfacher fällt, sich ein Bild von ihr zu machen. So können Sie letztendlich besser verstehen, was sie zum aktiven Einleiten ihres eigenen Sterbeprozesses bewogen hat.

Meine Mutter hatte im Januar noch gemeinsam mit all ihren Lieben ihren 88. Geburtstag gefeiert. Sie hatte den Tag richtig genossen; alle waren gekommen, alles schien perfekt.

Wer meine Mutter kannte, erinnert sich an eine freundliche, liebenswerte und liebenswürdige Frau, adrett, immer gut und farblich passend gekleidet, gut duftend nach Eau de Lancôme. Sie lachte gerne, war geistig rege, übte täglich französische Vokabeln, um in ihrer ersten Muttersprache fit zu bleiben, hatte nur kleine Gedächtnislücken in Bezug auf Termine und Namen, aber ansonsten war sie interessiert am politischen Weltgeschehen sowie an Fußball, an der Arbeit der Kinder und den Plänen der Enkel.

Sie hat die Krankheiten in ihrem Leben alle gut meistern können, auch die Hüftprothesen, die ihr 27 Jahre vor ihrem Tod beidseits eingesetzt werden mussten. Überlegen Sie mal, knapp drei Jahrzehnte dieselben Kunsthüften! Das kam uns wie eine Rekordzeit vor. Und ich bin mir sicher, dass das nur möglich war durch „sture", konsequente tägliche gymnastische Übungen im Bett und durch das Beibehalten ihres geringen Körpergewichts. Aber diese „alten" Hüften waren in den letzten fünf Jahren wackelig geworden und bereiteten ihr immer mehr Sorgen. Die Einschränkungen in ihrem alltäglichen Leben wuchsen stetig, wurden immer größer, bis die Probleme nicht mehr von ihr selbst zu lösen waren. Wie das Leben eben spielt!

Sie konnte ab einem bestimmten Zeitpunkt nichts mehr tragen, kaum noch laufen, nur kurz stehen, sich nicht mehr bücken, im Bett nur noch auf dem Rücken, nicht mehr auf den Seiten liegen, hatte Angst zu stürzen und ins Krankenhaus zu müssen. (Übrigens hatte ich ihr vor einiger Zeit das Versprechen geben müssen, sie auf keinen Fall mehr – egal für welchen Befund – ins Krankenhaus zu bringen.) Aber es kamen noch weitere körperliche Einschränkungen hinzu, wie Konzentrationsschwäche, häufiger Schwindel, kaputte Knie, konstante (Nüchtern-)Magenschmerzen, Unverträglichkeiten von Essen, häufige Übelkeit. Die Blase verlangte häufige Toilettengänge.

Alle diese körperlichen Symptome hatten einschneidende Auswirkungen auf ihr alltägliches Leben. So waren keine Spaziergänge mehr möglich. Sie konnte nicht mehr alleine einkaufen, den Müll nicht selbst wegbringen, nicht mehr putzen und waschen, schaffte es nur fraktioniert, Geschirr zu spülen, da langes Stehen schmerzte. Sie hatte keinen Spaß mehr am Kochen, da der Magen nichts mehr akzeptierte, traute sich keine langen Fahrten, etwa ins Theater, mehr zu – wegen fehlender Pinkelpausen.[3] An Urlaubsreisen war nicht mehr zu denken. All diese sich häufenden Unfähigkeiten und Unmöglichkeiten ließen sie zunehmend in Unselbständigkeit geraten. Immer mehr musste sie delegieren, darum bitten, war abhängig von der Zeit und dem guten Willen der anderen.

Wenn ich in ihrer Nähe war (wir wohnten 200 Meter voneinander entfernt), dann war sie beruhigt, dann war alles einigermaßen in Ordnung. Obwohl sie sich immer grämte, mich

---

3 Sie hatte mit Freundinnen ein Theaterabonnement für Senioren bei der VHS abgeschlossen. Der Reisebus, der die älteren Damen in ein Theater der Region brachte, verfügte zwar über eine Bordtoilette, die aber auf so kurzen Fahrten wegen der Mehrbelastung des Busfahrers nicht benutzt werden durfte.

zu sehr mit ihren Unzulänglichkeiten zu belasten, egal wie oft ich ihr auch versicherte, gern für sie da zu sein. Aber wenn ich dann einmal weg war, etwa im Urlaub oder auf Fortbildung, beschlich sie immer Angst, dann war ihr „Rettungsanker" nicht direkt greifbar. Diese sich dann noch steigernde Angst und Unruhe machten sich durch noch mehr Magenschmerzen und Schlafstörungen bemerkbar.

Natürlich ist auch ihr Umfeld, die Freunde und Verwandten ebenfalls mitgealtert. So starben innerhalb kurzer Zeit einige ihrer Freundinnen und ein enger Verwandter in ihrem Alter. Ihre beste Freundin erkannte sie nicht mehr – wegen Morbus Alzheimer. Aber auch das Leid der Welt belastete Mama mehr als früher. Nachrichten und Krimis konnte sie kaum noch ertragen. Also lenkte sie sich im Fernsehen mit Tiersendungen ab.

Und dann war da noch der Winter mit seinen nicht enden wollenden dunklen Tagen und den Schneebergen, die von der Fahrbahn in die Parkbuchten geräumt wurden, wodurch das Vorfahren meines Autos vor ihrem Haus unmöglich wurde. Dadurch traute sie sich kaum noch hinaus und konnte nicht mehr so oft zu uns zu Besuch kommen.

Ich fragte mich, wann endlich ein Sonnentag käme, der Frühling seine Vorboten schicken würde! Mama liebte den Frühling, vielleicht hätte sie dann ihren Plan zu sterben noch etwas zurückgestellt!

Wie oft hatten wir es mit „Hilfsmitteln" versucht: Rollator, Notruf, Putzhilfe, Badewannenlifter, überall Handgriffe, Aufstehhilfen ... Aber es kommt eine Zeit, da sind auch Hilfsmittel keine Hilfe mehr, denn auch sie müssen betätigt, angehoben, gereinigt und verstanden werden. Sicherlich gibt es Ausnahmen auch unter den ganz alten Menschen. Menschen, die mit über 90 Jahren noch alleine klarkommen. Meine Mutter aber baute immer mehr ab und durch ihre zunehmende Unsicherheit und die daraus entstehende Furcht geriet sie bei kleinen Problemen schnell in panische Angst.

Ein Vorteil wäre es gewesen, wenn sie ihre Angst klarer hätte kommunizieren können, aber sie war eine Frau, die sich nicht beklagte, die nicht oder nur wenig über ihre Emotionen sprach, sondern es mit sich alleine auszumachen versuchte. Wie gerne wäre ich ihr bei ihren Ängsten näher gewesen! Wie oft habe ich ihr angeboten, mit mir über diese, ja, über alles, was sie belastete, zu reden. Aber sie ließ mich nicht richtig näher kommen, sie konnte es nicht, hatte es nie gelernt.

Obwohl wir beide uns besonders in den letzten 25 Jahren – nach dem Tod meines Vaters – so wunderbar verstanden hatten, herzlich und liebevoll miteinander umgingen, wusste sie weit mehr von meinem Seelenleben als ich von ihrem. Vielleicht wollte sie mich auch einfach mit ihrem Kummer nicht belasten?!

All diese Gegebenheiten lassen erahnen, was wohl durch ihren Kopf gegangen sein muss, bei der Frage, wie es wohl weitergehen wird. Es geht dabei ja auch nicht nur um den momentanen Zustand, der Furcht auslöst, es ist auch die Zukunft, die beängstigt. Muss ich in ein Heim? Oder zu einem der Kinder ziehen? Muss ich meine geliebte Wohnung aufgeben?

Ich glaube, wenn Sie, liebe Leserinnen und Leser, ihre Augen für einen Moment schließen und über diese Lebenseinschränkungen nachdenken, die für Sie selbst aus solch einer Situation erwachsen würden, wenn Sie einmal eintauchen wollten in ein Aufwachen am Morgen und den Gedanken an den kommenden Tag mit seinen immer größer werdenden Einschränkungen, gepaart mit immer stärker werdenden Schmerzen in der Hüfte – trotz Morphinpflaster –, dann können Sie vielleicht den Wunsch meiner Mutter, ihr Leben beenden zu wollen, verstehen.

Doch wenn man den Sterbewunsch eines alten Menschen hört, ist man da nicht geneigt, sofort zu widersprechen, die Vorzüge des Weiterlebens zu preisen? Wie viele Menschen würden gerne noch länger leben, aber der Krebs bestimmt ihre Zeit auf Erden? Und du bist, liebe Mama, bis auf „Alterswehwehchen" noch gesund und willst eher sterben als du musst? Blitzt da nicht der Gedanke von Undankbarkeit auf? Wenn die Kinder sogar bereit sind, die Mutter oder den Vater bei sich aufzunehmen, Kinder, mit denen man sich sehr gut versteht? Kein Androhen von Heim!

In meinem Kopf taucht bei solchen Gedanken ein – auf den ersten Blick – wunderschönes Bild auf: Eine alte Frau sitzt lächelnd auf einer Holzbank vor einem kleinen Haus, näht oder schält Kartoffeln und schaut dem kleinen Enkelkind beim Spielen zu. Die Sonne scheint und das Kind fühlt sich geborgen in der Obhut der Oma, die gerne und selbstverständlich diese Aufgabe der Betreuung übernimmt.

Manchmal hatte ich es mir so ausgemalt für mein Leben, für meine Mutter, für mein Kind. Meine Mutter – eingefügt in unser Leben – bei uns. Eine schöne Vorstellung! Aber für wen? Diese Idee hätte bedeutet, dass meine Mutter ihre Selbständigkeit völlig hätte aufgegeben müssen, sich genügsam in unseren unruhigen Haushalt hätte integrieren müssen, ohne große Eigenbedürfnisse. Welch ein Egoismus! So wäre es früher vielleicht einmal vorstellbar gewesen, aber dafür führte meine Mutter die letzten 25 Jahre, seit ihrer Witwenzeit, ein zu eigenständiges und selbstbewusstes Leben.

Die Selbständigkeit, die meine Mutter nach dem Tod meines dominanten Vaters erst mit Mühe, dann mit Freude gelernt hatte, wollte sie nun auf keinen Fall wieder abgeben. Und das konnte ich sehr gut nachvollziehen!

Und dann war da noch die Erinnerung an den Tod meiner geliebten Oma, Mamas Mutter, vor vielen, vielen Jahren. Mit 82 Jahren lag sie nach einer schweren Krebsoperation mit schlimmen Schmerzen im Haus meiner Tante in Frankreich. Immer wieder soll sie diese in den zwei Jahren Leidenszeit angefleht haben: „Délivre-moi!" – „Erlöse mich!", woraufhin meine Tante ihr alle Schmerz- und Schlafmittel erreichbar ans Bett stellte und erwiderte: „Délivre-toi toi même!" – „Erlöse dich selbst!" Meine Oma hat es nicht getan, sondern ihr leidensreiches Schicksal mit ungenügender Schmerztherapie bis zum „natürlichen" Tod ertragen.

Spielte auch das in den Überlegungen meiner Mutter eine Rolle?

5 Veilchendienstag – Gefühlschaos

Ich fahre früh morgens zu meiner Mutter in die Wohnung. Mama versucht gerade, zur Toilette zu gehen – oder sagen wir eher: zu schaukeln, da die Schlaftabletten keinen sicheren Gang ermöglichen. Es besteht immer die Gefahr, dass sie stürzt. Wenn ich sie so zur Toilette und wieder zum Bett wanken sehe, erinnert sie mich wieder an eine Betrunkene. Ich möchte endlich „richtig" mit ihr reden, aber es geht nicht. Sie kann keinen Gedanken fassen oder halten. Ihr Gehirn ist vernebelt. Ich bin sauer! Wenn sie schon sterben will, dann doch nicht benebelt, sondern aufrecht und bewusst – diesen Anspruch hätte ich an mich selbst und habe ihn auch irgendwie an meine Mutter.

Und außerdem: Wenn sie mich schon als Betreuerin im Sterben bei sich haben will, dann will ich, dass sie mir erklärt, warum sie so handelt und mich nicht mit Gewissensbissen zurücklässt. Ist es das, was mich wütend werden lässt? In meinem Kopf ist ein Gedankenwirrwarr. Was soll ich tun? Sie anbetteln, etwas zu sich zu nehmen? Ihr mit Gewalt Essen und Trinken einflößen? Sie anbrüllen? Wachrütteln? Soll ich sie etwa einfach alleine lassen? Ich erkläre Mama nach einigem Hin und Her, dass ich heute Nacht bei ihr bleiben werde, aber sie solle doch endlich die Schlaftabletten weglassen!

Am Nachmittag kommt meine Schwester und gegen Abend mein Mann. Die Tabletten habe ich ihr weggenommen. Ich will doch mit ihr reden! Wir wollen mit ihr reden! Ich rufe auch meine Tochter an, die zur Zeit in Berlin wohnt. Als diese hört, dass ihre geliebte Oma „Ernst macht mit dem Sterben", verspricht sie, am nächsten Tag da zu sein.

Ich bleibe über Nacht bei Mama, versuche, etwas Ruhe zu bekommen, während sie die restliche Wirkung der diversen Schlaftabletten ausschläft.

6 Schöner Tod?

Was wäre ein schöner Tod für Sie, liebe Leserinnen, liebe Leser? Gibt es überhaupt einen schönen Tod? Kann man schön sterben? Wenn der Tod für den Betroffenen schön ist, ist er es dann auch für die Hinterbliebenen? Oder ist Sterben immer nur traurig und schlimm?

In meinen 25 Jahren Sterbe- und Trauerbegleitung habe ich viele verschiedene Sterbearten begleitet und miterlebt. Die Faszination, die der Tod und das Sterben an sich auf mich ausüben, hat sich nicht verringert. Dazu kommen die Erlebnisse meines Mannes, der als Hausarzt alter Schule mit vielen Hausbesuchen weitere Sterbesituationen hautnah erfuhr.

Erlebt haben wir das Sterben in vielen Facetten: in Gemeinschaft, allein, zuhause oder im Heim, im Krankenhaus, auf Normal- und Intensivstation, im gekachelten Bad, im Hospiz und auf der Palliativstation. Es war eine bunte Vielfalt an Erkrankungen, von Herzleiden, Schlaganfällen, Krebserkrankungen, Multipler Sklerose über Amyotrophe Lateralsklerose (ALS), Aids und vieles mehr. Es handelte sich um junge, mittelalte, alte und hochbetagte Menschen, welche mit liebevoller Betreuung oder ganz einsame, und betraf unterschiedlichste Charaktere: freundliche, herzliche, knötterige, bescheidene, fordernde, gesprächige, schweigsame, kuschelbedürftige, ablehnende, ängstliche, unerschütterliche, religiöse und ungläubige Menschen, solche, die alles über den Sterbeprozess wissen wollten, oder welche, die lieber nur vom Wetter sprachen … Die Liste ist so vielfältig, wie es die Menschen sind.

Und so unterschiedlich die Personen sich uns zeigten, so unterschiedlich reagierten sie auch auf ihr Sterben, ihre letzte Lebensphase. Man kann aufs Sterben zugehen, sich damit auseinandersetzen, man kann aber auch alles über sich ergehen lassen oder das Geschehen verleugnen. Man kann dagegen ankämpfen, auch wenn die Schlacht von vornherein verloren ist, man kann aber auch die verbleibende Zeit wütend auf sein Schicksal „vergrollen“ oder die Zeit für Gespräche oder Unerledigtes und schöne Dinge nutzen.

„Sterben ist eine gewaltige Herausforderung“,[4] aber es ist auch „kein Test, den wir bestehen oder bei dem wir durchfallen“.[5] Jeder wird seinen Tod sterben. Wichtig ist, als Begleiter da zu sein, ein offenes Ohr zu haben, bei Fragen Lösungen oder Ideen anzubieten, den Sterbenden zu unterstützen. Vor allem aber es auszuhalten – auch und gerade wenn er seinen letzten Weg so geht, dass er den Vorstellungen des Begleiters zuwiderläuft. Man sollte fest auf die eigenen inneren Ressourcen und Fähigkeiten des Sterbenden vertrauen.

„Sterben ist etwas, das dem Menschen geschieht – es ist nicht das, was er ist.“[6] Denn eventuell nimmt einen der Tod so schnell hinweg, dass man gar keine Möglichkeit hat, in irgendeiner Form zu reagieren. Wenn in Gesprächskreisen einmal die Frage kam: Wie wünscht du dir dein Sterben? Was ist für dich ein schöner Tod? Dann kamen häufig Antworten wie Sekundentod oder im Bett einschlafen. Eine Patientin meines Mannes bemerkte einmal: „Herr Doktor, am liebsten würd’ ich heute Abend einschlafen und morgen aufwachen und tot sein.“

In den Trauergruppen fielen die Antworten häufig anders aus. Diejenigen, die morgens aufwachten und der Ehemann

---

4 Frank Ostaseski: Meine wahren Lehrer sind die Sterbenden. In: *Buddhismus aktuell.* 3/2010, S. 14.

5 Ebd.

6 Ebd., S. 11.

lag tot im Bett neben ihnen, hatten andere Vorstellungen vom „schönen Tod".

Ich glaube, dass das wirklich nur jeder einzelne für sich beantworten kann. Es gibt keine allgemeingültige Aussage. Meine eigene Idealvorstellung für meinen „schönen Tod" weichen von den bisher erwähnten Vorstellungen erheblich ab. Und falls ich so hochbetagt werde wie meine Mutter und dann das Gefühl hätte, alles auf Erden erledigt zu haben und mir und anderen nur noch zur Last fiele, wünschte ich mir auch so selbstbestimmt zu sterben.

Ich würde gerne Zeit haben, mein Sterben zu begreifen, darauf zu reagieren, mich zu verabschieden und Dinge zu regeln, die ich eventuell versäumt habe. Und ich hätte den Anspruch an mich, es hoffentlich so gut zu erledigen, wie es meine Mutter in den letzten zwei Wochen ihres Lebens letztendlich geschafft hat. Ich hätte zumindest den Anspruch an mich. Ob ich es dann auch in der Form schaffen würde, bleibt abzuwarten!

Auf jeden Fall ist das Sterben eines Menschen ein aktives und einschneidendes Geschehen, an dem alle beteiligt und aufgefordert sind, gut „mitzuarbeiten", sowohl der Sterbende als auch alle Beteiligten im Umfeld.

7 Aschermittwoch – Nagende Zweifel

Ich bin bei Mama und helfe ihr, sich frisch zu machen. Seltsamerweise ist meine Wut über Nacht verflogen. Als meine Tochter kommt, protestiert meine Mutter kurz, dass sie in Berlin hätte bleiben sollen. Sie solle sie so in Erinnerung behalten, wie sie war.

Diesen Satz habe ich schon bei so vielen Gelegenheiten gehört, etwa wenn Eltern ihre Kinder von der Beerdigung der geliebten Oma fernhalten wollten, um sie zu schützen. Ich empfinde diesen Satz wie einen Schlag ins Gesicht. Wie soll meine Tochter das Sterben und den Tod ihrer über alles geliebten Oma verarbeiten, verkraften, wenn sie gar nicht versteht, warum sie „plötzlich" einfach sterben will, wo sie doch noch vor wenigen Wochen deren Geburtstag gefeiert hatte – gemeinsam mit einer damals glücklich scheinenden Jubilarin.

Wie soll sie begreifen, akzeptieren, dass Oma tot ist, wenn sie sie doch zufrieden und lebendig in Erinnerung hat? Wie soll sie den Tod begreifen, wenn sie nur das Leben betrachtet? Um den Tod eines Menschen gut betrauern zu können, gehört das Begreifen dazu. Und das kann man am besten durch ein körperliches Dabeisein, anfassen, den Unterschied zwischen lebendig und tot fühlen und mit allen Sinnen erleben, sich damit „befassen", eben „be-greifen".

Gemeinsam reden wir auf Mama ein und versuchen mit „Engelszungen", ihr das Leben noch einmal schmackhaft zu machen. Wir versprechen ihr mehr Anteil an unserem Leben, wir versuchen zu überzeugen, zu überreden, doch sie ist und bleibt fest entschlossen zu sterben. Sie erklärt uns aber, dass sie regelrecht Angst vor dem Nicht-Essen hat, da sie doch schon so lange unter Nüchternmagenschmerzen leidet. Bisher nahm sie immer das

Medikament „Pantozol", ein Magenmittel, das sie aber nur mit recht viel Flüssigkeit herunterschlucken kann.[7]

„Wie lange dauert es denn, bis man daran stirbt, wenn man nichts isst und trinkt?"

„Mama, du trinkst ja immer noch, du isst auch noch. Auch wenn es nur wenig ist, die Niere ist im Grunde lange Zeit sehr genügsam. Ich weiß von Begleitungen, dass es Wochen gehen kann, wenn man immer noch schlückchenweise Wasser trinkt. Du dürftest gar nichts mehr trinken und nichts mehr essen, wenn es schneller gehen soll. Ich spreche mit Christoph, welches Medikament wir dir noch gegen deine Magenschmerzen geben können, vielleicht etwas zum Spritzen oder Zäpfchen."

„Das wäre toll. Aber hält man es denn aus, ohne Wasser zu trinken?"

„Ja, wir müssten häufig gute Mundpflege machten, also den Mund ausspülen, feucht austupfen, die Schleimhäute benetzen. Das Durstgefühl entsteht durch die trockenen Schleimhäute im Mund. Wenn wir die immer feucht halten, eventuell klein zerstoßenes Eis in den Mund legen, Sprühnebel in Mund und Rachen sprühen, einen Luftbefeuchter besorgen, auch die Lippen regelmäßig fetten, dann müsste man das aushalten."

„Kind, dann nimm mir das Wasser weg. Stell das Glas in die Küche."

„Weißt du eigentlich, was du da von uns verlangst? Wir helfen im Grunde mit, dich sterben zu lassen."

„Ja, gib mir noch ein letztes Schlückchen."

Meine Tochter und ich meinen immer noch, zwischen den Zeilen Impulse von ihr zu verspüren, weiterleben zu wollen. Wir

7 Meine Mutter konnte ihre Magenschmerzen immer reduzieren, indem sie viele kleine Mahlzeiten über den Tag verteilt aß.

bemühen uns um Argumente fürs Weiterleben. Aber es sind unsere Argumente, unsere Sichtweisen.

„Mama, überleg es dir gut, jetzt kannst du noch umkehren, jetzt ist es noch möglich ohne zusätzliche bleibende Schäden. In ein paar Tagen kommt der Punkt, an dem die Umkehr unmöglich sein wird oder nur zu einem sehr hohen Preis mit noch größeren Einschränkungen!"

„Nein", sagt sie, wenn sie jetzt nicht weitermache, und wir sie überredet hätten, weiterzuleben, gingen wir wieder in unser Leben, und sie bliebe doch mit ihren Unzulänglichkeiten zurück in ihrer Wohnung, und deshalb lehne sie alles andere ab.

„Dann zieh doch zu uns, Mama, wir machen alles möglich."

Nein, das kommt gar nicht in Frage. „Ich will nicht euer ganzes Leben umstellen. Außerdem ist eure Wohnung für so etwas gar nicht geeignet. Und vor allem: Ich will hier nicht mehr raus. Ich liebe meine Wohnung." Kein Argument findet Anklang bei ihr. Sie bleibt dabei!

Jetzt ist es meine Tochter, die traurig und wütend ist. Aber dennoch bleibt sie liebevoll in der Nähe ihrer Oma. Mama verlangt eine Beruhigungs- oder Schlaftablette für die Nacht. Dann schläft sie wieder.

Ich rufe meinen Bruder an und informiere ihn ebenfalls über Mamas Entschluss. Meine Tochter übernimmt die zweite Nachtwache.

8 Warum ausgerechnet jetzt?

Am Rosenmontag des Jahres 2010 begann meine Mutter freiwillig, ihre Nahrungs- und Flüssigkeitsaufnahme stark einzuschränken, in den ersten drei Tagen aß sie noch je zwei bis drei Stück Zwieback und nahm Flüssigkeit für die Schlaftabletteneinnahme zu sich. Ich denke, sie hat gehofft, dass sich die Schwäche und das Sterben schnell einstellen, da sie vom ersten Tag an ihr Bett nur noch für Toilettengänge verlassen hat. Auch die Tatsache, dass sie nicht mehr aufstehen und sich anziehen wollte, unterstrich ihre Entschlossenheit, ihr Sterben „durchzuziehen", vor sich und vor uns.

Ich habe mir am Anfang immer wieder die Frage gestellt, warum sie diesen Zeitpunkt gewählt hat, warum diesen Montag? Gab es einen Anlass? Aber auch diese Frage verlor in dem ganzen Trubel des Sich-drauf-Einlassens seine Wichtigkeit. Heute, mit dem Abstand von sechs Jahren, weiß ich, dass es wohl keinen einen, bestimmten Anlass gab. Gründe ja! Gründe gab es genug.

Aber kennen Sie nicht auch den Wunsch, etwas an sich, dem eigenen Verhalten, der Ernährung zu verändern, umzustellen, wegzulassen? Wie oft haben Sie sich schon vorgenommen, weniger Schokolade zu essen oder seltener zu rauchen oder es ganz aufzugeben? Wie oft haben Sie schon an Silvester für das kommende Jahr Vorsätze gehabt, die Sie eventuell noch nicht einmal einen Tag durchgehalten haben? „Aber Montag fange ich an!", oder: „Spätestens nach dem Urlaub trinke ich weniger Alkohol!"

Es reichen meist keine Vorsätze allein! Für grundlegende Veränderungen bedarf es eines inneren Drucks, einer Angst oder eines Ziels, um etwas zu ändern, besonders, wenn es sich um etwas Einschneidendes handelt.

Kurz nach dem 88. Geburtstag meiner Mutter war eines Abends durch einen Rückstau im Hausabfluss Wasser in ihrer Küchenspüle aufgestiegen, so dass es zu einer Überschwemmung in der Küche kam. Und ich war nicht vor Ort, konnte nicht kommen. Zwar habe ich gleich per Telefon eine gute Freundin zu meiner Mutter geschickt, die dann auch sofort helfen konnte. Aber nie habe ich meine Mutter so verzweifelt und aufgelöst erlebt wie an diesem Abend. Selbst Tage danach spürte man noch in ihren Schilderungen die schiere Verzweiflung. Sicherlich, eine Überschwemmung in der Wohnung ist für jeden schlimm, aber laut meiner Freundin war es nicht gravierend. Früher hätte meine Mutter Lappen und Handtücher genommen und das Chaos beseitigt, aber diesmal? Hat diese Begebenheit ihr nochmals mit Nachdruck ihre Unfähigkeiten, den Alltag alleine zu bewältigen, vor Augen geführt? War das einer der Anlässe?

Wie häufig spürte sie Angst, Wut, Trauer, Verzweiflung oder Resignation? Wie lange quälte sie sich schon mit Grübeln über eine Lösung? Gefühle fragen nicht nach einem günstigen Zeitpunkt, einem richtigen Zeitpunkt. Sie kommen unangekündigt und verlangen plötzlich eine Reaktion. Auf einmal ist der Leidensdruck zu groß, plötzlich wird klar: Jetzt muss sich etwas ändern! Und so wählte sie diesen Tag, Rosenmontag. Das Sterben muss nicht dem Leben Platz machen. Nein, das Leben muss Raum und Zeit schaffen für das Sterben!

9 Klärung

Ich gehe ganz früh morgens zu meiner Tochter und Mama. Mein Mann nimmt alle Vernachlässigungen meinerseits geduldig hin. Unser ganzer Fokus liegt auf Mama, auf ihrer Wohnung, auf ihrem Sterben, auf ihrer Versorgung.

Ich denke darüber nach, ob ich die Anzeichen von Mamas Lebensunmut schon eher hätte erkennen müssen oder können. Und beim Grübeln, ob Veränderungen zu spüren waren, fallen mir plötzlich diverse Begebenheiten auf, die mir aber erst jetzt, wo sich alles zuspitzt, als Vorboten klar werden.

Wenn ich sie nach Hause brachte, winkte sie mir seit ein paar Wochen nicht mehr nach, wenn ich wegfuhr. Wenn ich mit ihr Einkäufe machen wollte, sagte sie, dass sie noch genügend hätte, nichts brauche, sie vertrage ja sowieso nichts mehr. Ihre Blumen auf der Fensterbank hat sie dieses Jahr gar nicht mehr für sich hergerichtet. Und wenn wir in der letzten Zeit telefonierten, dann waren die Anrufe, im Gegensatz zu früher, immer kurz; sie schien oft nicht mehr richtig zuzuhören und stellte keine Fragen mehr.

Ich hätte das doch merken müssen! Wie unachtsam! Ich habe all den Dingen im Alltagstrott nicht die richtige Bedeutung gegeben. Ich schäme mich sehr für meine grobe Unsensibilität ihren Bedürfnissen gegenüber und empfinde großes Mitleid mit ihr.

Mama ist wach. Sie genießt die Gegenwart ihrer Enkelin, ihre Fürsorge und lächelt ganz viel. Sie will ab jetzt ohne Schlaftabletten auskommen, da sie sich sowieso müde, schwach und schläfrig fühlt.

Ich bin so froh darüber und verspreche, ihr etwas zur Beruhigung oder zum Schlafen zu geben, falls sie doch Angst hätte und nicht schlafen könne. Außerdem soll sie keine Schmerzen haben, die auch durch das lange Liegen verursacht werden können. Mein Mann hat ihr ein stärkeres Morphinpflaster verschrieben.

Da eine Nachbarin sich zum Besuch angekündigt hat, fahren meine Tochter und ich für eine Stunde nach Hause, um nach dem Hund zu schauen und etwas zu essen. Als wir zu Mama zurückkommen, nimmt mich die Nachbarin im Flur zur Seite und sagt: „Ihre Mutter hat mir erzählt, dass sie so gerne noch leben würde, es ja aber jetzt zu spät sei."

Wir sind erschüttert, rufen meine Schwester an. Wie kann sie so etwas sagen, zu der Nachbarin, aber nicht zu uns? Wie kann das sein, wo wir sie immerzu auffordern, wieder zu uns an den Tisch, zurück ins Leben zu kommen? Ich bin verzweifelt und spüre unendliche Schuldgefühle. Nach dem Telefonat mit meiner Schwester gehe ich zu Mama und spreche sie betroffen, wütend, gekränkt direkt darauf an. Ich weine und bin ganz aufgewühlt, als sie sagt: „Ich spreche euch frei von aller Schuld. Ich habe den Entschluss zu sterben schon vor langer Zeit gefasst. Ihr hättet mich nicht davon abbringen können. Es tut mir leid, das mit der Nachbarin."[8]

Ich spüre, wie sich Erleichterung in mir ausbreitet. Es ist ein so schwieriger innerer Kampf, das gewollte Sterben eines geliebten Menschen zu akzeptieren, den man so gern um sich hat und der noch länger auf der Welt bleiben könnte, wenn er wollte, der nicht durch eine schreckliche Krankheit gezwungen wird zu gehen. Aber nun habe ich das Gefühl, diese Aussage meiner

---

8 Dieses Verhalten nennt man in der englischen Fachliteratur „double awareness", „dass der Mensch zur gleichen Zeit sowohl einen starken Todeswunsch als auch einen unbändigen Lebenswillen verspüren kann" (Prof. Dr. Raymond Voltz, Palliativmediziner an der Universität Köln. MCC-Fachkonferenz. In: *Rheinisches Ärzteblatt.* 3/2014, S. 15–16).

Mutter annehmen zu können. Ich habe, auch wenn ich sie liebe, kein Recht, ihr ein Leben, das sie als nicht mehr lebenswert empfindet, aufzuzwingen. Sie hat drei Kinder großgezogen, eine schwierige Ehe gut überstanden, Selbständigkeit erlangt, viele Reisen - auch mit uns - unternommen. Sie hatte ein erfülltes Leben.

Heute wirkt Mama manchmal wie aufgekratzt. Ist es die Aussprache mit uns, ist es die Gegenwart ihrer Enkelin, sind es Endorphine, die durch das Fasten frei werden, wie beim Heilfasten, wenn man sich nach ein paar Tagen ohne Nahrung fitter fühlt als jemals zuvor? Oder ist es auch das Morphinpflaster, das bei abnehmender Körpersubstanz stärker wirkt?[9]

Sie erzählt ganz viel von früher, ihrer Jugend im Elsass, und im Gespräch scheinen manche Ausdrücke nur noch in Französisch, ihrer ersten Muttersprache, verfügbar zu sein. Und immer wieder kann sie von Herzen lachen. Sie scheint heute Nachmittag wie ausgewechselt.

Aus dem Sanitätshaus hatte ich vorsorglich einen Toilettenstuhl ausgeliehen, da meine Mutter nach fast vier Tagen von wenig bis keiner Nahrungsaufnahme bei ihren 48 Kilo Ausgangsgewicht schon sehr schwach geworden ist. Nun kommt er zum ersten Mal zum Einsatz, Mama ist auch mit Hilfe schon nicht mehr in der Lage, auf die Toilette zu gehen. Ich bin erstaunt und entsetzt, wie schnell so ein Abbauprozess bei einem hochbetagten Menschen vor sich geht! Hätte der Tod vielleicht ohne Hungern und Dursten auch nicht mehr lange auf sich warten lassen?

9 Ein Morphinpflaster kann aber auch das umgekehrte Phänomen verursachen, nämlich eine Wirkungsabschwächung, wenn bei zunehmender Austrocknung der Haut, das Morphin schlechter resorbiert wird (nach Hartmut Klähn: „Sterbefasten – Freiheit zum Tod". Interview über FVNF. In: *Medienprojekt Wuppertal.* 2013). Siehe auch Fußnote 47, S. 73.

Wir waschen sie noch ein wenig auf dem Toilettenstuhl, reiben ihr den Rücken ab. Ein frisches Nachthemd sucht sie sich aus. Und als ich meine Arme unter ihren Armen durchführe, um sie ins Bett zu heben, sagt sie: „Ach, hoffentlich bin ich nicht zu schwer, wenn ich doch nur schon Flügel hätte!“

Dann legen meine Tochter und ich sie lachend ins Bett zurück. Sie strahlt, dankt uns und sinkt ganz müde und erschöpft ins Kissen.

In vielen Bereichen, die das Sterben meiner Mutter betreffen, nehme ich meine Kompetenzen als Sterbebegleiterin weniger wahr oder ich erkenne und verstehe Dinge erst zeitverzögert. Ich bin nicht so sicher wie in anderen Begleitungen, ich grübele mehr nach. Aber nun haben wir durch viele Gespräche die „Fronten“ geklärt. Ich spüre ihre Entschlossenheit, das Vorhaben durchzuziehen, jetzt mit klarem Kopf: selbstbestimmt, bewusst, überzeugt, bereit, diesmal ohne Sedierung. Das nimmt mir den schlimmsten Stress, nun weiß ich, was zu tun ist. Ich kann wieder überlegen, denken und spüre endlich wieder, dass die mehr als zwei Jahrzehnte Erfahrung als Sterbebegleiterin mir doch eine Sicherheit verleihen, die mir und meiner Mutter jetzt hoffentlich zugutekommen.

Wenn keine Flüssigkeit mehr durch den Mund fließt, die Schleimhäute aber Feuchtigkeit brauchen, bedarf es daher guter und vor allem häufiger Mundpflege, sonst besteht die Gefahr, dass die Lippen spröde werden und aufbrechen, sich im Mundraum eventuell schmerzhafte Aphthen oder ein Pilz bilden und das Durstgefühl sich verstärkt. Verschiedene Möglichkeiten dieser Pflege, die in solch einem Sterbeprozess unerlässlich ist, sind mir geläufig. Bei manchen kenne ich auch die positive Resonanz verschiedener Sterbender, so dass ich sie Mama guten Gewissens empfehlen kann. Aber es sind keine speziellen, schwierigen Vorkehrungen, die für die Mundpflege betrieben werden müssen, jeder kann das lernen und ausführen. Es ist eher die Bereitschaft, die notwenige Pflege in kurzen Abständen zu leisten und dabei die Möglichkeit zu haben, doch noch etwas Liebevolles, Unterstützendes für den Sterbewilligen zu tun; eine sinnvolle, hilfreiche Aufgabe zu haben und nicht nur untätig auf den Tod des geliebten Menschen warten zu müssen. Eventuell hat der Sterbewillige in den ersten Tagen auch noch die Kraft, sich selbst den Mund auszuspülen und die Zähne häufiger zu putzen.

Man kann einen Waschlappenzipfel in Wasser, Tee oder ein anderes Getränk eintauchen und ihn in den Mund des Sterbewilligen legen. Meine Mutter empfindet es als eine wirkliche Wohltat, den kühlen feuchten Waschlappenteil mit der Zunge an den Gaumen zu drücken und ein wenig im Mundraum zu belassen. „Ach, was ist das für ein schönes Gefühl, ein wenig an dem Waschlappen saugen zu können, ihn an den Gaumen zu pressen. So herrlich erfrischend. Das tut gut. Wer hat dir das nur gezeigt?"

„Das ist schön, Mama. Ich habe es bei vielen Sterbenden gelernt."

10 Zuhause

Immer ist eine von uns bei ihr. Auch nachts wechseln wir uns ab. Und es kommt jede gerne. Meine Tochter und ich beobachten ein wunderbares Phänomen an uns: Die Wohnung meiner Mutter hatten wir alle beide nie als besonders gemütlich empfunden. Nein, Mama kam zu uns, wenn wir uns trafen. Unser Hund Chipie, Mamas Liebling, mochte Mamas Wohnung auch nicht. In ihrer Wohnung angekommen, legte er sich sofort demonstrativ wieder vor die Haustür.

Aber nun ist alles anders. Meine Tochter und ich wollen aus Mamas Wohnung gar nicht mehr heraus. Hier fühlen wir uns zuhause. Hier ist alles, was uns im Moment im Leben wichtig ist. Hier spielt es sich ab, hier ist mehr Leben während dieses Sterbevorgangs zu spüren als in normalen Zeiten. Hier ist für uns zur Zeit der Nabel der Welt. Ich möchte fast sagen, es ist ein „Angekommensein im Leben". Das mag sich für Unbeteiligte überhöht und pathetisch anhören, besonders angesichts des Sterbens meiner Mutter, aber dieses Gefühl schien mir in dieser Situation noch nicht einmal übertrieben. Selbst Chipies Verhalten ändert sich: Wenn ich ihn an manchen Tagen mitbringe, damit auch er sich verabschieden kann und weil Mama sich manchmal nach ihm sehnt, dann leckt er, wenn wir ihn hochheben, erst einmal Mamas Hände, um sich danach ganz still direkt neben ihr Bett flach hinzulegen und sich stundenlang nicht mehr zu rühren.

Ist das nicht toll! Sogar der Hund hat in unserer verrückten Familie Sterbebegleiterfähigkeiten!

11 Durst

Manchmal scheint Mama etwas verwirrt zu sein, einmal ruft sie plötzlich: „Da ist ein kleiner Hund, den haben sie ausgesetzt. Och, der Arme." Aber dann spricht sie auch wieder ganz normal. Sie verlangt heute viel häufiger das Nuckeln an dem Waschlappen. Das ist wohl das Schwerste bei dieser Art des Sterbens, das Nicht-mehr-Trinken, das Durstgefühl. Aber auf meine Frage, ob sie es denn aushalte, ob es schlimm wäre für sie, sagt sie, dass sie sich immer wieder daran erinnere, warum sie es tue, dann sei es okay. Und mit dem Waschlappen gehe es ganz gut.

„Trink das nächste Glas Wasser mit Genuss, ich habe es zu oft ohne Achtsamkeit getrunken", sagt sie lächelnd und schläft ein.

Auch wenn ich diese Sterbensart meiner Mutter vorgeschlagen habe als mögliche, würdige Form des selbstbestimmten Sterben-Könnens, bleibt es ein Sterben, die letzte, möglicherweise schwerste Hürde des Lebens. Aus der Praxis meines Mannes sind mir zwei Fälle bekannt, in denen das selbstbestimmte Sterben nicht geklappt hat: eine junge Frau, die den Sturz von einer hohen Brücke mit Milzriss und Knochenbrüchen überlebte und heute glücklich in Partnerschaft lebt, und ein circa fünfzigjähriger Mann, der den selbst angesetzten Schrotflintenschuss in seinen Kopf knapp überlebte und der heute zufrieden, aber geistig eingeschränkt seiner Frau still beim Einkaufen folgt.

Liebe Mama, du hast einen schwierigen Weg gewählt. Auch wenn ich gute Mundpflege verspreche und wir alles versuchen werden, dir das bedrängende, oft quälende Durstgefühl zu nehmen: Es wird noch eine „schwere Durststrecke" werden. Aber wir werden dich in den wachen Phasen beschäftigen, ablenken, dich unterstützen deine letzten Dinge in schönste Ordnung bringen, versuchen, dir Schmerzen zu nehmen. Wir werden dir

Medikamente geben, damit du keine Angst hast und du immer wieder tief schlafen kannst, damit dir die Zeit nicht zu lang wird.

Ich biete meiner Mutter wieder an, ihren Mund zu befeuchten, als sie sagt: „Ach, das Gebiss drückt an einer Stelle so dolle."

„Dann tu es doch einfach raus. Die Schleimhäute sind schon zu trocken geworden. Du brauchst es doch sowieso nicht mehr."

Beide schauen wir uns groß an, als ich das ausspreche. Ich bin ein wenig entsetzt über meine direkte Art, aber nach ein paar Sekunden lächelt Mama und sagt: „Du bist immer so praktisch, ich brauche es ja wirklich nicht." Ich helfe ihr, das Gebiss herauszunehmen, lege es zur Seite.

„Hier liegt es, Mama, für den Fall."

Aber sie erwidert nur: „Hach, tut das gut!"

Diese Nachtwache übernehme ich wieder und ich freue mich darauf, nahe bei meiner Mutter sein zu dürfen. Ich sitze lange an ihrem Bett, halte ihre Hand, streichele sie, und sie sagt: „Christiane, jetzt ruh dich ein wenig aus, setz dich rüber ins Wohnzimmer und nimm dir, was du brauchst. Ich sterbe noch ein bisschen."

In dieser Situation kommt meiner Mutter ihre Charaktereigenschaft, treu zu sein, etwas durchzuziehen, auch wenn es unangenehm ist, ihre – sagen wir ruhig – Sturheit zugute. Ich weiß nicht, ob ich diesen Sterbeprozess so gut, so klaglos über mich ergehen lassen könnte. Ich denke, ich an ihrer Stelle würde viel häufiger mein Befinden kommunizieren. Nicht aber meine Mutter! Sie macht alles mit sich selbst aus. Mama und ich sind ja so unterschiedlich! Eine Mischung aus Rührung, Freude, etwas Traurigkeit und Stolz auf diese Frau, meine Mutter, die diese letzte schwere Aufgabe nun so toll meistert, überkommt mich.

12 Aufräumen

Mama wird immer schwächer. Sie macht sich Sorgen wegen der Mehrbelastung für uns alle. Und sie erinnert sich – zum Beispiel an die schönen Urlaube mit meiner Schwester auf Norderney mit den vielen Konzerten, der wunderbaren Musik und den kurzen Besuchen ihrer Enkelin dort. Nach Phasen des Wachseins mit viel erzählen schläft sie immer wieder ein. Die vielen Falten, die im Schlaf tief in ihrer Stirn eingegraben sind, zeigen, dass ihr im Wachen wie im Schlaf viele Gedanken durch den Kopf gehen.

Da sie immer mehr Probleme durch die ausschließliche Rückenlage bekommt, erhöht mein Mann die Morphiumdosis, was sie gut verträgt. Sie ist jetzt fast schmerzfrei und dabei immer wieder hellwach, so dass sie noch am Leben teilhaben kann. Mama besteht darauf, die Patientenverfügung erneut zu unterschreiben, damit meine Schwester und Christoph als Ärzte abgesichert sind.

„Schaut mal im Sekretär nach, da müssten alle Unterlagen sein, die ihr für die Beerdigung braucht."

Wir nehmen alle Papiere aus dem Schubfach und loben sie für ihre gute Vorbereitung. Dann finde ich ein uraltes Kuvert. Ich öffne es und finde eine Auflistung von Friseursalons im Elsass und sogar in Paris. Das kann doch nicht wahr sein! In all diesen Salons, so steht hier, soll Mama entweder gelernt oder gearbeitet haben.

„Mama, du hast uns nie erzählt, dass du in Frankreich eine Ausbildung zur Friseuse gemacht hast! Warum hast du das denn nicht gesagt?"

„Hab ich nicht?", lächelt sie verschmitzt.

„Nein, Mama, das hast du nicht!"

„Ach, Kind, du weißt doch wie das damals war – und wie Papa war. Er, ein studierter Mann, und ich daneben ‚nur' Friseuse."

Sie lässt unsere Proteste, dass auch Friseuse ein anerkannter, wichtiger Beruf ist, nicht gelten.

„Es war halt eine andere Zeit!", antwortet sie.

Tatsächlich hat mir ihre Schwester vor Jahren unter der Hand diese Tatsache erzählt, mit der Bitte, dieses „Geheimnis" bei niemandem zuhause zu erwähnen. So habe ich sie nie darauf angesprochen, da ich nicht genau wusste, wie sie damit umgehen würde. Nun aber bin ich froh, dass wir alle dieses „dumme" Familiengeheimnis noch zu Lebzeiten fast fröhlich ans Tageslicht fördern können.

Sterben gehört nicht nur zum Leben, es fördert auch ganz viele alte, vergangene Lebenszeit an die Oberfläche. Wie schön, dass Mama nicht zu den Menschen gehört, die auf dem Sterbebett beim Revuepassieren der Vergangenheit schmerzlich erkennen, was sie alles versäumt haben und bereuen.

In diesem Moment wird mir wieder bewusst, warum mir das häufige Nachdenken über meinen Tod, mein Sterben so unendlich wichtig ist. Indem ich mir vorstelle, dass ich nur noch kurze Zeit zu leben habe, habe ich die Chance, versäumte Lebenspläne zu erkennen, um sie noch in die Tat umsetzen zu können. Ich habe in meinen Begleitungen kaum schmerzlichere Trauerprozesse erlebt als die um versäumte Lebenszeit. Und diese Möglichkeit, solche Lebensversäumnisse zu erkennen, sollte jeder Mensch in gesunden Zeiten für sich nutzen.

Es bedeutet keinen Aufwand, kein Geld, nur ein wenig Zeit und die Bereitschaft, sich auf ein Thema einzulassen, das oft gemieden wird. Wenn dieser Gedankengang in gesunden Zeiten durchgespielt wird, verliert er seinen Schrecken. Es ist zu spät, diese Überlegungen erst anzustellen, wenn der Krebs mit seinen Metastasen schon an die Leber klopft. Dann verliert dieser Gedanke seine Leichtigkeit und wird zur Qual, da die Lebensuhr vielleicht schon die letzten Takte tickt.

13 Verabschieden

„Heute bitte ich dich, ein paar Freunde und Verwandte anzurufen. Ich möchte, dass du sie noch von mir, die lebendig ist, grüßt und ihnen erklärst, dass ich mich verabschiede. Ach, und der einen Kegelschwester musst du noch heute eine Geburtstagskarte schreiben und einwerfen, sonst kriegt sie sie nicht mehr rechtzeitig."

Einer der angerufenen Verwandten ist ganz erschrocken und zutiefst betroffen von der Nachricht. Er hatte meine Mutter nur als vitale, interessierte Frau gekannt und diese Phase des zunehmenden körperlichen Verfalls nicht mitbekommen. Die Leiterin des Seniorenkreises lässt Mama zurückgrüßen, bedankt sich für die Wünsche und gesteht, dass sie in keiner Weise verwundert sei, da meine Mutter ihr zu Weihnachten eine Wunschkarte mit dem Hinweis geschickt hatte, dass dies ihr letztes Weihnachten sei.

Und die Freundin, die Mama bei den Treffen mit ihren Kegelschwestern am nächsten war, erklärt mir am Telefon: „Das passt zu Jacqueline, bloß nicht abhängig sein und niemanden belasten."

Mama weist meiner Schwester ein Schubfach im Schlafzimmerschrank an, das sie öffnen soll.

„Schau mal, da sind zwei Tüten. In der einen ist ein Winternachthemd mit warmen Socken drin, in der anderen ein Sommernachthemd mit dünnen Baumwollsöckchen. Das brauche ich jetzt nicht. Ich wusste ja beim Einpacken noch nicht, wann ich einmal sterben werde. Nimm also das dicke Nachthemd, wenn ich tot bin, und die dicken Wollsocken, die ich dazu ausgesucht habe. Es ist alles schon vorbereitet."

Mama spricht viel mit ihrer Enkelin, umarmt sie, streichelt sie, küsst sie, weint mit ihr ein paar Tränchen und lobt sie, dass sie ihr damals so wunderbar geholfen hat, über den Tod meines Vaters hinwegzukommen.

„Hol mal meine Brille und setzt mich aufrecht hin. Ich will den Schmuck noch mit warmen Händen unter euch Mädchen verteilen." Liebevoll verteilte sie ihre Wertstücke unter uns dreien, meiner Schwester, meiner Tochter und mir.

Diese Aktion hat sie sehr angestrengt, und sie bittet uns, sie wieder flacher ins Bett zu legen.

„Ich freu mich schon auf den Himmel, da werde ich meinen geliebten Max[10] *und meine Mémère*[11] *treffen und sicherlich auch Winnie*[12] *und René*[13]*. Das wird schön!"*

---

10 Name ihres Ehemannes.

11 Kosename für ihre Mutter.

12 Unser erster Hund.

13 Der verstorbener Kater meiner Schwester.

14 Lachen

Die Schwierigkeiten beim Wasserlassen sind heute groß. Sie sitzt auf dem Toilettenstuhl, gestützt von uns und hat heftigen Drang, aber es klappt nicht. Da sagt meine Schwester: „Mama, denk an die Elefanten im Dresdener Zoo aus dem Fernsehen, da haben die Pfleger immer ‚Push, push, push!' gerufen, wenn die Elefantinnen auf die Schwangerschaftsteststreifen pinkeln mussten."

„Ja, gut, aber ich will nicht so einen Test machen."

Was haben wir gelacht – und das Pipi lief! Die Entspannung brachte es wohl. Am Nachmittag bittet mich meine Mutter, ihr einen Spiegel zu geben.

„Ich will mal sehen, wie ich aussehe, wenn ich sterbe."

Und nach einem kritischen Blick hinein sagt sie: „Och, ich hab mich ja kaum verändert. So hab ich mich auch noch in Erinnerung. Na, das geht ja. Ohne Zähne sehen ja alle alt aus!"

Im Laufe des Tages bekommt Mama plötzlich hohes Fieber. Vielleicht ist es ein letztes Aufbäumen ihres sterbenden Körpers? Oder ist es „einfach" eine Lungenentzündung? Diese Erkrankung wurde in früheren Jahren als „Freund der Sterbenden"[14] bezeichnet. Quält sie das Fieber? Wir unternehmen nichts dagegen. Schließlich will sie sterben. Sie ist heute nicht immer ansprechbar. Wir wechseln häufiger die Wäsche, trocknen sie und reiben sie ab. Ich wasche ihr mit einem feuchten Waschlappen das Gesicht ab und sie ruft: „Oh, da sind ja überall schöne Sterne, ach, wie schön, die vielen Sterne am Himmel."

Mein Mann hat künstlichen Speichel besorgt, den wir ihr ab und zu in den Mund sprühen. Zuvor haben wir den Speichel

---

14 Siehe: http://www.tagesspiegel.de/wissen/medizin-chance-auf-ein-besseres-ueberleben/7184952.html (Stand: 17.01.2016).

uns selbst in den Mund gestäubt, um ihn „geschmacklich" zu testen. Er schmeckt gar nicht so schlecht.

Aber auch die anderen Schleimhäute trocknen aus. Wir cremen alles ein. Selbst ihre Augen kann sie allmählich nur noch unter Gabe von Augentropfen öffnen. Sie reiben „wie Reibeisen", sagt sie.

Die Abstände zwischen ihren wachen Phasen werden von Tag zu Tag größer. Ab und zu äußert sie Magenschmerzen, dann spritze ich ihr ein Schmerzmittel unter die Haut. Sie schläft viel und ganz ruhig. Das heftige Fieber verschwindet nach einem Tag so schnell, wie es gekommen war.

Mama ist nie alleine. Immer ist eine von uns drei Frauen für sie da.

15 Deal mit Gott

Meine Mutter sagt, meine Tochter solle wieder nach Berlin fahren, da warte wichtige Arbeit auf sie. Aber das kommt für diese gar nicht infrage. Sie wird bei ihr bleiben bis zum Schluss.

Meine Tochter erzählt von Christoph Schlingensief, bei dem sie im März eventuell eine Regieassistenz machen soll. Und sie erzählt Mama, dass er schwer krank ist.

„Ich lege bei Gott ein gutes Wort für ihn ein. Ich komme ja jetzt früher, dafür soll er den Schlingensief länger auf der Erde lassen."

Wir schmunzeln über Mamas Deal mit Gott. Hoffentlich ist er nicht taub auf dem Ohr für Tauschgeschäfte.[15] *Meine Tochter und ich ziehen uns für eine Tasse Kaffee in die Küche zurück. Sie ist Hals über Kopf aus ihrem für zwei Monate Praktikumszeit gemieteten Zimmer hier zu ihrer Oma geeilt. Alles erscheint uns immer wieder völlig irreal und sie sagt: „Das ganze Geschehen hier hat etwas von einem absurden Theaterstück, in dem Oma Regisseur, Intendant und Clown spielt."*

Meine Schwester, meine Tochter und ich wechseln uns weiterhin mit den Nacht- und Tagwachen ab. Jede ist gerne da. Ich mag kaum noch nach Hause gehen. Immer wieder stellen wir uns die Frage, wie lange Mama noch aushält, aushalten muss. Mein Mann, der ja schon viele Sterbende betreut hat, sagt bei seinem Besuch nach kurzem Grübeln: „Samstag, Samstag wird sie es schaffen."

Sie kann sich nicht mehr alleine aufrecht halten, hängt schlapp wie ein goldiges Kleinkind in unseren Armen und

---

15 Leider hat sich Gott nur auf einen Deal von einem halben Jahr für Christoph Schlingensief eingelassen. Dieser starb sechs Monate später als meine Mutter im August 2010.

lächelt. Wir reiben ihr den heißen Rücken mit Franzbranntwein etwas ab und sie sagt: „Marie-Antoinette ist nicht so gut gebettet worden wie ich."

„Aber Mama, die ist doch geköpft worden!"

„Ja, aber vorher! Vorher!"

Obwohl sie körperlich keinerlei Kraft mehr hat, ist sie in ihren wachen Phasen redefreudig und schwärmt, wie gut es ihr doch geht: „Ich bin wunschlos glücklich, ihr macht das alles so schön!"

Ihre Augen gehen nicht mehr auf, auch Augentropfen vermögen es nicht mehr zu bewerkstelligen. Aber wozu auch sehen. Sie hat genug gesehen. Sie fühlt uns, fühlt ihre geliebte Enkelin und küsst sie mit geschlossenen Augen, wenn sich diese nahe genug über sie beugt.

16 Dauert es noch lange?

Klein zerstoßenes Eis, auf einem kleinen Löffel vorsichtig auf die trockene Zunge gelegt, fördert ein Lächeln auf das Gesicht meiner Mutter. Auch die Gabe eines kleinen Stückchens Butter scheint ihr gut zu tun, denn es legt sich wie ein feuchter Film auf die Zunge und die Schleimhäute.

Die Stirnfalten, die sich in der ersten Woche tief in die Stirn über der Nase gegraben hatten, sind weg. Es gibt nichts mehr zu grübeln, alles ist gesagt und gedacht. Mama hat die Zeit wunderbar genutzt, um sich von allen Menschen, die ihr wichtig waren, zu verabschieden, sich zu bedanken, zu entschuldigen, ihnen Gutes zu wünschen und sie zu beschenken.

Es ist schön mitzuerleben, wie solch ein Sterbeprozess, der allen Beteiligten zu Beginn so viel Sorge bereitet hat, sich so wunderbar und harmonisch entwickeln kann. Alle haben dazu beigetragen, alle müssen dazu beitragen, sowohl die Sterbende als auch die Betreuenden.

Und dies alles funktioniert nur, wenn wir über den Tod und das Sterben sprechen. Und nicht nur, wenn es so weit ist, dass der Tod schon um das Haus läuft oder der Todeswunsch durchbricht. Nein, vorher, sozusagen im unbelasteten Zustand, ist darüber zu sprechen. Wenn nicht der Ernst der Lage so viel Druck, Angst und Trauer erzeugt, dass ein freies Nachdenken unmöglich wird.

Gegen Abend wird Mama noch einmal wach. Das Fieber ist vorbei, sie muss nun nicht mehr zur Toilette, alle Flüssigkeit, die der Körper noch hatte, scheint ausgeschwitzt. Das muss doch den Nieren den letzten Stoß versetzen, oder?! Es kann nicht mehr lange dauern. Ob Christoph mit seiner Schätzung, Samstag, recht hat? Bisher lag er selten falsch. Dann hätten wir Mama noch einen Tag. Ein seltsames Gefühl, aber nicht nur ein schlechtes, sondern auch ein Gefühl der Erleichterung, wenn sie es endlich schaffen wird.

Mama fragt: „Dauert es noch lange?"

Ich antworte: „Nein, Mama, bald hast du es geschafft."

„Ja, dann ist ja gut. Ich spür noch was, da ist noch Leben."

Kurze Zeit später ruft sie: „Jetzt bin ich tot."

„Nein, Mama, noch nicht ganz."

„Nein, nicht?"

17 Freunde

Ich bringe Chipie noch einmal mit zu Mama. Sie ist zu müde, um ihren kleinen Liebling zu streicheln, und so setze ich den kleinen Hund zu ihr aufs Bett. Ich bin überzeugt davon, dass Chipie um Mamas Zustand weiß. Sicherlich nicht auf die gleiche Art wie wir, so bewusst, aber irgendwie spürt er die Ausnahmesituation, den nahenden Tod. Ich ermahne Chipie, nicht so unruhig zu sein, und er legt sich daraufhin ganz still und unbeweglich neben meine Mutter.

Es sind solch schöne, unvergessliche und auch so traurige Momente, die mir die Achtung vor dem Leben, den Lebewesen und auch vor dem Tod ins Bewusstsein bringen.

Mama schläft fast nur noch, so dass wir uns nur einmal am Tag trauen, sie in einer Wachphase frisch zu machen. Sie fordert nichts mehr. Kein Auslutschen des Waschlappens, kein Kissenausschütteln, keine Erfrischung jedweder Art, ihr Körper scheint nichts mehr zu brauchen für den letzten Schritt.

Der Tod ist schon im Zimmer. Aber er ist friedlich und still gekommen, hat uns allen genügend Zeit gelassen, um alles zu klären, was noch zu klären war, uns unsere Liebe zu gestehen, uns zu bedanken.

Eine enge Freundin hat die Zeit genutzt, ihr einen Brief zu schreiben, den sie an ihre „herrliche Freundin" richtet. Ich kann Mama den Brief noch vorlesen und sie schmunzelt vergnügt dazu.

Ich werde mich bei der Freundin ganz herzlich dafür bedanken, da sie die einzige ist, die diese doch lange Zeit des bewussten Sterbens genutzt hatte, sich noch an die Sterbende, die ja bis zuletzt eine Lebende ist, direkt zu wenden. Die Lebenszeit ist zu nutzen, egal wie begrenzt oder unbegrenzt sie auch sei. Dafür zolle ich ihr meinen Respekt.

Ich wünsche mir für sie, dass auch sie Unterstützung und liebevolle Menschen um sich hat, wenn ihr Sterbezeitpunkt gekommen ist.

Meine Schwester übernimmt die Nacht von Freitag auf Samstag, nach Christophs Aussage Mamas letzte Nacht. Aber nun meine ich es auch ganz deutlich zu sehen. Der Tod naht mit Vorboten der Veränderung. Außerdem fordert die dreizehntägige „Fastenzeit" für den schlanken, alten Körper einen hohen Tribut. Sie ist so klein geworden, so verletzlich, so abgemagert, dass ihre recht große Nase weit herausragt aus der hageren Gesichtslandschaft.

Ich bitte meine Schwester, uns zu holen, wenn sie spürt, dass es zu Ende geht. Dann verabschiede ich mich von Mama für den Abend und verspreche ihr, in ein paar Stunden wiederzukommen.

18 Endlich

Um fünf Uhr früh bin ich wieder bei Mama.

Meine Schwester hat ein wenig auf dem Sofa im Wohnzimmer geschlafen und setzt sich gerade, als ich komme, zu ihr ans Bett. Mama hatte eine ruhige Nacht. Auch ich setze mich auf die andere Seite vom Bett und jede nimmt eine Hand. Wir überlegen, ob wir sie noch einmal frisch machen oder ob wir sie einfach in Frieden liegen lassen sollen. Sie reagiert auf keine Ansprache mehr, atmet leise. Der Puls hat schon viele Aussetzer.

Wir bleiben noch eine Weile einfach nur neben ihr sitzen. Meine Schwester setzt einen Kaffee auf und dann fangen wir ganz vorsichtig an, sie zumindest ein wenig frisch zu machen. Nur das Gesicht, die Hände und Arme, ein wenig den Oberkörper säubern und ein frisches Nachthemd anziehen. Meine Schwester macht mich darauf aufmerksam, dass der Popo meiner Mutter sehr gerötet ist, und es in kurzer Zeit zu einem Dekubitus (Liegegeschwür) kommen wird.[16] *Es ist wirklich Zeit, dass Mama jetzt bald geht, bevor sich solch unschöne, schmerzhafte Geschwüre bilden.*

Das Waschen in der terminalen Phase ist ein ungewöhnlich anstrengender Akt für den Patienten. Jede Bewegung, jedes Drehen fordert das Herz, den Kreislauf. Auch wenn er scheinbar unbeteiligt ist und alles „nur" über sich ergehen lassen „muss", kann so ein Waschen, besonders in der Frühe, den Tod herbeirufen.

In dem Moment habe ich diese Erfahrung aus meiner Krankenhausarbeitszeit vergessen. Wir erneuern noch einmal das

16 Wir haben in der ersten „Fastenwoche" meiner Mutter versucht, eine Antidekubitusmatratze zu besorgen, aber meine Mutter wäre durch zu lange Lieferzeiten nicht mehr in den Genuss der Matratze gekommen.

Morphiumpflaster, da sie beim Drehen etwas die Stirn in Falten legt. Hat sie Schmerzen? Nein, die soll sie nicht mehr haben. Jetzt steht der Tod schon am Kopfende des Bettes, jetzt ist ein „zu viel" an Medikamenten egal.

Wir streicheln Mama und während sich meine Schwester von der Nacht frisch macht, singe ich Mama das Medizinmantra leise vor. Es ist zwar ein buddhistisches Ritual, aber ich denke, Buddha und Mama werden Verständnis dafür haben, wenn ich das hier anwende. Vielleicht hilft es ja ein wenig? Ich singe die schöne Melodie leise und immer wieder. Diese Form der Meditation hat mir im Alltag schon des Öfteren geholfen, in schwierigen Situationen die Ruhe zu bewahren oder wiederzuerlangen. Und meine ruhige Stimme wird Mama, so hoffe ich, auch gut tun und ihr signalisieren, dass ich bei ihr bin, dass ich mein Versprechen, sie in der letzten Phase nicht alleine zu lassen, halte.

In dieser ruhigen, fast heiligen Atmosphäre wird mir allmählich klar, dass der Tod schon seine Arme um Mama legt. Es wird nun nicht mehr lange dauern. Ich beende mein Mantrasingen und wähle mit dem Handy die Nummer meiner Tochter. Es ist Samstag, der 27. Februar 2010, sieben Uhr früh.

Teil II
Erläuterungen zum Sterbefasten

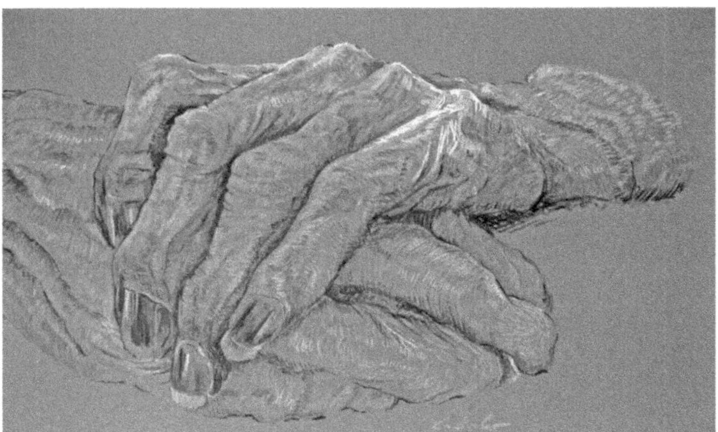

Die Hände meiner Mutter,
gezeichnet von meinem Bruder, Michael Görler.

19 Begriff und Geschichte

Der freiwillige Verzicht auf Nahrung und Flüssigkeit ist so alt wie die Menschheit selbst. Schon in der Antike wird diese Möglichkeit des selbstbestimmten Sterbens erwähnt. Es wird von alten, gebrechlichen Prärie-Indianern[17] berichtet, die sich mit klarem Verstand von ihrem Stamm verabschiedeten, um alleine zurückzubleiben, wenn dieser aufbrach, um neue Weidegründe zu suchen. Auch im Jainismus (oder Jinismus),[18] einer Schwesterreligion des Buddhismus,[19] die in Indien beheimatet ist, ist das Selbsttöten durch Fasten bis zum Tode als einzige Selbsttötungsform erlaubt.[20] „Alle anderen Methoden wie etwa das Erhängen, der Sprung von einem Felsen in die Tiefe oder der mittels der Waffe herbeigeführte Tod werden fast uneingeschränkt verworfen und der Kategorie ‚Sterben der Narren' (…) zugerechnet. Umgekehrt wird jedoch das Sterbefasten als ‚Sterben der Weisen' (…) bezeichnet."[21] Das Sterbefasten bildet nach dieser Wahrnehmung sozusagen den krönenden Abschluss eines Lebens in Meditation und strenger Askese, das positive Auswirkungen auf das Schicksal nach dem Tode haben soll.[22]

---

17 Vgl. https://www.exit.ch/fileadmin/user_upload/files/download/mitglieder-magazin/EXIT1101D.pdf, S. 11 (Stand: 17.01.2016).

18 Vgl. http://www.indi-guide.de/Indien/jainismus (Stand: 17.01.2016).

19 Vgl. Delhey, Martin: *Zum Verständnis der Selbsttötung im Buddhismus.* Göttingen 2005, S. 150.

20 Vgl. Chabot, Boudewijn/Braam, Stella: *Uitweg.* Amsterdam 2012, S. 68.

21 Delhey, Martin: *Zum Verständnis der Selbsttötung im Buddhismus.* Göttingen 2005, S. 151.

22 Vgl. a. a. O., S. 150 ff.

Heutzutage gibt es im europäischen Raum verschiedene Bezeichnungen desselben Sachverhalts. In dem niederländischen Buch *Uitweg* von Boudewijn Chabot und Stella Braam beschreiben die Autoren unterschiedlichste Möglichkeiten, um „een waardig levenseinde in eigen hand" (ein würdiges Sterben durch die eigene Hand) herbeizuführen, worunter auch das „Stoppen met eten en drinken – STED" (Aufhören mit Essen und Trinken) genau beschrieben wird.[23] In *Ausweg am Lebensende. Selbstbestimmtes Sterben durch freiwilligen Verzicht auf Essen und Trinken*[24] verwenden die Autoren Boudewijn Chabot und Christian Walther durchgehend das Kürzel „FVNF – freiwilliger Verzicht auf Nahrung und Flüssigkeit" – erwähnen aber auch, dass die Flamen „afscheid van spijs en drank" und die Engländer „refusal of food and drink" dazu sagen.[25]

In Deutschland variieren die Begriffe und Kürzel: FVNF und Sterbefasten. Ich selbst finde den Begriff „Sterbefasten" recht passend für diese Sterbeart und werde ihn vorzugsweise in meinen Ausführungen benutzen. Fasten bedeutet, sich für eine bestimmte Zeit ganz oder teilweise der Nahrung zu enthalten oder auf den Genuss bestimmter Speisen zu verzichten.[26] Fasten kann eine therapeutische Handlung sein, die man als Hilfsmaßnahme in der Medizin, als Nahrungskarenz, etwa bei akuter Pankreatitis (Bauchspeicheldrüsenentzündung), einsetzt. Es kann aber auch eine religiöse Handlung

---

23 Vgl. Chabot, Boudewijn/Braam, Stella: *Uitweg*. Amsterdam 2012 (4. Auflage). Siehe auch: *Stoppen met eten en drinken*. NVVE, Amsterdam 2009.

24 Chabot, Boudewijn/Walther, Christian: *Ausweg am Lebensende. Selbstbestimmtes Sterben durch freiwilligen Verzicht auf Essen und Trinken*. München 2015 (4. Auflage).

25 Vgl. Chabot, Boudewijn/Braam, Stella: *Uitweg*. Amsterdam 2012 (4. Auflage). S. 67.

26 http://www.duden.de/rechtschreibung/fasten (Stand: 17.01.2016).

sein, zum Beispiel kollektives Fasten in der Zeit nach Karneval oder individuelles Fasten, beispielsweise Heilfasten zur Entschlackung, zur Genesung, zur Gewichtsreduktion, zur äußerlichen und inneren Reinigung.

Der Mediziner Gian Domenico Borasio erwähnt in seinem Buch *Selbst bestimmt sterben*[27] in einer Fußnote, dass er den Begriff „Sterbefasten", der für religiöse oder gesundheitliche Aspekte verwendet wird, hier unangebracht findet. Ich hingegen denke, dass gerade dieser Begriff den selbstgewählten Sterbeprozess gut umschreibt, da es genau die neurophysiologischen Auswirkungen von Nahrungsrestriktion und Fasten sind, die diesen Prozess zu einem nicht leichten, aber gangbaren Prozedere machen. Genauer beschreibe ich diese Zusammenhänge noch im nächsten Kapitel.

Das Fasten kombiniert in genialer Weise eine physiologische und spirituelle Reinigung beim Menschen. Somit bietet es einen Übergang zwischen verschiedenen Zuständen, sei es zeitlich, etwa zwischen Karneval und Ostern, oder physiologisch, zum Beispiel zwischen übersäuertem und gesundem, bereinigtem Körper. Auch bei Tieren kennen wir dieses Verhalten, bei dem sie instinktiv, beispielsweise bei Krankheit oder kurz vor dem Tod nicht mehr fressen.

Nicht zuletzt ist Fasten im Grunde ein Vorgang, den wir nächtlich wiederholen und den wir morgens durch „breakfast" (englisches Wort für Frühstück; „break" = brechen, „fast" = fasten) wieder beenden. Fasten ist immer freiwillig und selbst gewählt.

27 Borasio, Gian Domenico: *Selbst bestimmt sterben*. München 2014, S. 197.

Es wird gerne als „Königsdisziplin vieler alternativer Heilverfahren“[28] bezeichnet. Ist es nicht auch eine Art Heilung oder zumindest eine Reinigung physiologischer und spiritueller Art, wenn man sein Lebens- und sein Krankheitsleiden in harmonischem Einklang mit sich und seinen Begleitern zu einem guten Ende (aus Sicht des Sterbewilligen) bringt, nämlich dem Tod? In anderen Kulturen[29] sieht der Mensch das Sterben nicht als etwas Böses, Vernichtendes an, das es zu überlisten und zu bekämpfen gilt. Der Tod mag eine Erlösung und herbeigesehnter Zustand sein, der durch Sterbefasten erreicht werden kann.

---

28 http://www.zeit.de/zeit-wissen/2010/05/Iss-dich-gluecklich/seite-4 (Stand: 17.01.2016).

29 Vgl. Rinpoche, Sogyal: *Das Tibetische Buch vom Leben und vom Sterben.* San Francisco, 2001; vgl. auch Longaker, Christine: *Dem Tod begegnen und Hoffnung finden. Die emotionale und spirituelle Begleitung Sterbender.* München, Zürich 1998 (2. Auflage).

20 Physiologie des Sterbefastens

Wenn jemand bewusst auf Essen und Trinken verzichtet, tritt ganz allmählich eine umfassende Schwächung ein. In der ersten Zeit des Fastens ist der Mensch noch bei völlig klarem Bewusstsein. Der Verzicht auf Nahrung und Flüssigkeit bereitet keine Schmerzen, es sei denn, eine andere Grunderkrankung ist schon vorhanden.

In *Ausweg am Lebensende* wird erwähnt, dass in den ersten Tagen des Sterbefastens durch den Flüssigkeitsverzicht Kopfschmerzen auftreten können.[30] Ich denke, dass diese Kopfschmerzen nur bei den Menschen auftreten, die, sozusagen aus dem vollen Leben heraus, die Sterbefastenzeit beginnen. Auch hier liegen Parallelen zum Heilfasten nahe, bei dem eine gute Vorbereitungszeit mit reduziertem Ess- und verändertem Trinkverhalten (etwa weniger Kaffee) die anfänglichen Probleme des Fastens (wie Kopfschmerzen oder großen Hunger)[31] minimiert oder verhindert. Meiner Mutter, die wohl schon Wochen vor dem Sterbefasten ihr Essen und Trinken auf ein Minimum reduziert hatte, blieben diese Nebenwirkungen erspart.

Es ist nicht das Einstellen der Nahrung, welche zum Tode führt, sondern die sogenannte Dehydrierung. Durch fehlende Flüssigkeit können die Nieren den Harnstoff (Abfallprodukte des Stoffwechsels) nicht mehr ausscheiden, so dass es zu einem Anstieg des Harnstoffspiegels im Blut kommt, was wiederum zu zunehmender Schläfrigkeit führt. Diese steigert

30 Vgl. Chabot, Boudewijn/Walther, Christian: *Ausweg am Lebensende.* München 2015 (4. Auflage).

31 Damit während des Fastens weniger Kopfschmerzen auftreten, ist eine gute, vorbereitende Darmreinigung im Grunde unerlässlich.

sich, bis der Sterbende nicht mehr ansprechbar ist und sozusagen in seinen Tod hineinschläft. Zusätzlich stellt sich der Körper bei stark reduziertem oder völligem Nahrungsentzug schon nach 24 Stunden auf einen „Hungerstoffwechsel" um, was dazu führt, dass der Blutkreislauf langsamer arbeitet und die Körpertemperatur sinkt. Im Laufe des Sterbeprozesses kommt es zu einer Arrhythmie des Herzens. Die Pumpbewegungen des Herzmuskels lassen allmählich nach bis zum endgültigen Herzstillstand.

Rein physiologisch gesehen hat Fasten zunächst einmal dieselben Auswirkungen wie das Hungern. Bei lang anhaltendem Hunger (wie etwa in Kriegszeiten) werden Stresshormone (zum Beispiel Cortisol) ausgeschüttet, was zu psychischen Auswirkungen wie Unruhe, erhöhter Aggressivität und Unlust führt. Elementar für Gelingen und Aushalten des Sterbefastens ist die Tatsache, dass sich der Sterbende *freiwillig* für den Nahrungsverzicht entscheidet, denn: Die psychischen und physischen Folgen der Stresshormonausschüttung tauchen nur verhalten auf oder werden effizient verhindert, wenn der Mensch „nicht hungert, sondern fastet – freiwillig, ohne Angst und ohne Stress".[32] Die psychische Komponente des freiwilligen Entschlusses, auf Nahrung zu verzichten, ist hier für die „stimmungsstabilisierende und spannungslösende"[33] Wirkung beim Fasten von äußerster Wichtigkeit. Denn es kommt beim selbstgewählten Verzicht vermehrt zu einer

---

32 Hüther, Gerald: Neurobiologische Affekte und psychische Auswirkungen des Fastens. In: http://www.ugb.de/richtig-fasten/neurobiologische-effekte-psychische-auswirkungen-fastens/ (Stand: 17.01.2016).

33 Hüther, Gerald/Schmidt, Sabine/Rüther, Eckhart: Essen, Serotonin und Psyche. In: *Deutsches Ärzteblatt 95*, Heft 9, 1998 (45), S. 478.

Ausschüttung von „Glückshormonen“ (Endorphinen).[34] Das Einstellen von Nahrungs- und Flüssigkeitszufuhr sorgt für eine Elektrolytverschiebung und die Bildung von Ketonen, wodurch ebenfalls Endorphine produziert werden.[35] Sowohl die Ketone als auch die morphinähnlichen Endorphine sorgen für eine gewisse Schmerzreduktion.[36] Bei Menschen mit schweren Erkrankungen kann das Einstellen der Flüssigkeits- und Nahrungszufuhr sogar zu verbessertem Wohlbefinden führen, da die Magensekretion vermindert wird, was weniger Brechreiz und Erbrechen hervorruft. Durch weniger Sekret in den Bronchien werden Hustenreiz und Verschleimung verringert. Die reduzierte Wasseransammlung in der Lunge verhindert die Ausbildung von Lungenödemen und macht weniger Absaugen nötig.[37] Diese Menschen atmen ruhiger und entspannter, wenn man zum Beispiel auf Flüssigkeitsgabe durch Infusionen im Sterbeprozess verzichtet.

Die allmähliche Verlangsamung des Stoffwechsels führt dazu, dass diese Hormone, die wie körpereigene Opioide wirken, lange im Blut verweilen und nur sehr langsam abtransportiert werden. Das wiederum kann leichte Rauschzustände herbeiführen, die „mit Euphorie und Gefühlen der Transzendenz“

---

34 Vgl. Chabot, Boudewijn/Walther, Christian: *Ausweg am Lebensende.* München 2015 (4. Auflage), S. 82.

35 Durch die Fettverbrennung produziert der Körper Ketone, Abbauprodukte von Fettsäuren. Vgl. a. a. O., S. 82.

36 Vgl. a. a. O., S. 82; Vgl. auch http://christoph-student.homepage.t-online.de/Downloads/Stell_zum_Probl_des_Austrockn.pdf?foo=0.6775424661484334, S. 2 (Stand: 17.01.2016).

37 Vgl. http://christoph-student.homepage.t-online.de/Downloads/Stell_zum_Probl_des_Austrockn.pdf?foo=0.6775424661484334, S. 3 (Stand: 17.01.2016).

einhergehen.[38] Ebenso werden schmerzlindernde Wirkungen ausgelöst.

Zusammengefasst wird Sterbefasten also durch zwei unterschiedliche Wirkungsweisen unterstützt und erleichtert: Erstens kommt es durch die eingeschränkte Nierenfunktion zu einer immer stärker werdenden Schläfrigkeit, die zum Schlafen in den Tod führt. Zweitens wird durch die Freiwilligkeit der Entscheidung eine erhöhte Produktion von Endorphinen forciert, deren Abtransport verlangsamt ist. Das führt zu einer zusätzlichen Vergrößerung der Wirkung dieser Glückshormone im Körper.

Der zeitliche Ablauf dieses Prozesses kann von Person zu Person stark variieren. Das Sterbefasten ist sozusagen „todsicher", einzig der Todeszeitpunkt ist ungewiss, denn er hängt von verschiedenen Faktoren ab: Erstens ist er abhängig vom Gesundheitszustand der jeweiligen Person. Zweitens spielt eine große Rolle, wann und wie der Sterbewillige die Flüssigkeitszufuhr reduziert. Wer beim Sterbefasten sehr unter dem Durstgefühl leidet, kann immer wieder etwas Wasser trinken, was zu weniger Schläfrigkeit und höherer geistiger Aktivität führt. Dieses Trinken führt aber zwangsläufig zu einer Verlängerung des Sterbevorgangs. Chabot und Walther geben zu bedenken, „dass gar nichts zu trinken mit mehr Schwierigkeiten verbunden ist, als wenn das Trinken über mehrere Tage reduziert wird."[39] Meine Mutter war anderthalb Wochen bei vollem Bewusstsein, fröhlich und ausgesprochen gut gelaunt.

---

38 Es verwundert nicht, dass längerem Fasten somit Suchtpotenzial zugesprochen wird (Gefahr bei Anorexie). Vgl. a. a. O., S. 3 (Stand: 17.01.2016).

39 Chabot, Boudewijn/Walther, Christian: *Ausweg am Lebensende.* München 2015 (4. Auflage), S. 57.

In der zweiten Woche wurde die zunehmende Schläfrigkeit immer deutlicher, die wachen Phasen immer kürzer, bis sie erst einen Tag vor ihrem Tod nicht mehr auf Ansprache reagierte. Alles verlief bei ihr ganz ruhig, sie schien wirklich vom Schlaf in den Tod zu gleiten.

In den Niederlanden wird von 2 500 Menschen pro Jahr ausgegangen, die Sterbefasten praktizieren.[40] Eine Studie aus dem Jahr 2003 erfasste 21 500 Personen, die „nach einer möglichen persönlichen Erfahrung mit jemandem befragt [wurden], der mit Essen und Trinken aufgehört hatte und dann verstorben war".[41] Darunter waren 97 dokumentierte Fälle, in denen von einem bewussten vorzeitigen Sterben durch FVNF auszugehen war. 70 Prozent der Beobachteten tranken überhaupt nichts mehr und ihr Mund wurde nur noch durch zerstoßene Eiswürfel oder durch Hübe aus dem Wasserzerstäuber befeuchtet. Sie starben durchschnittlich innerhalb von 16 Tagen, weitere 20 Prozent nach 16 bis 30 Tagen. Diese hatten zwar die Nahrung gleich zu Beginn völlig eingestellt, nicht aber die Flüssigkeitsaufnahme. Die restlichen zehn Prozent hatten die Nahrungsaufnahme eingestellt, aber zunächst Flüssigkeit ohne Beschränkung zu sich genommen und die Flüssigkeitsmenge erst im Laufe des zweiten und dritten Monats reduziert.[42] Es gab auch Fälle, in denen die Menschen bereits nach sieben Tagen verstarben. Jedoch kann davon ausgegangen werden, dass diese sich schon vor dem Sterbefasten in einem fortgeschrittenen, todbringenden Krankheitsstadium befanden.

---

40 Vgl. a. a. O.. S. 55 ff.

41 A. a. O., S. 54.

42 Vgl. a. a. O., S. 57.

Der Sterbende hat also durch die Menge der Flüssigkeitszufuhr nicht nur Einfluss auf die mögliche Dauer des Sterbevorgangs, sondern auch auf den „Schwierigkeitsgrad“ des Sterbens. Meine Mutter hat den schwereren Weg gewählt, da sie den Sterbevorgang so kurz wie möglich halten wollte. Sie hat nur etwa 50 ml Flüssigkeit täglich (durch die Mundpflege) zu sich genommen und ist trotzdem erst nach 13 Tagen verstorben. Zu Beginn des Prozesses hatte sie sich noch ein schnelleres Sterben erhofft, aber mit der zunehmend guten Atmosphäre zwischen allen Beteiligten konnte sie sich dann mit der natürlichen Zeitspanne des Sterbeprozesses „anfreunden“ und dieser Zeit etwas Gutes abgewinnen.

Ich bin überzeugt davon, dass nicht alle sterbewilligen Menschen für diese Sterbeart geeignet sind. Es gehört schon eine gehörige Portion Entschlossenheit zu einem solchen Schritt, eine Charakterstärke, ja, wenn nicht sogar Sturheit, um bewusst solch einen Sterbeprozess – der voraussichtlich durchschnittlich 16 Tage Entbehrung durch die unbefriedigten Grundbedürfnisse bedeutet – einzuleiten und durchzuhalten. Diese ungewiss lange Zeitspanne bis zum Tod, die von vielen Menschen als negativer Aspekt des Sterbefastens gesehen wird, birgt auf der anderen Seite aber auch die Möglichkeit, dass der Sterbewillige über einige Tage Bedenkzeit während des Sterbefastens verfügt.

Erwähnen möchte ich, dass Medikamente, die sich noch im Körper des Sterbefastenden befinden oder die der Sterbefastende weiter zu sich nimmt (zum Beispiel Schmerz- oder Beruhigungsmittel) durch das allmähliche Nieren- und Leberversagen langsamer im Körper abgebaut werden, wodurch sich deren Wirkung noch verstärken kann.[43, 44, 45, 46] Meine Mutter, die schon seit circa fünf Jahren Morphinpflaster in geringer Dosierung aufklebte, empfand die Erhöhung der Morphinpflaster-Dosis als angenehm und ausreichend für ihr Schmerzempfinden. Wegen der Austrocknung der Haut durch den fortschreitenden Flüssigkeitsverlust soll die Schmerzlinderung durch Pflaster unter Umständen nicht effektiv sein.[47] Das kann ich im Falle meiner Mutter nicht bestätigen.

Sterbefasten als Art des selbstbestimmten Sterbens ist geeignet für alte und hochbetagte Menschen, die lebensmüde sind oder sich bereits durch eine schwere Erkrankung im Sterbeprozess befinden.

Vielleicht kennen Sie die Situation, dass Sie bei älteren Verwandten nachfragen, ob sie genügend tränken. Die Antwort lautet fast immer: „Ich habe genug getrunken", obwohl erkennbar ist, dass erst ein Schluck aus dem Glas fehlt. Mein Mann und ich kennen aus unseren vielen Sterbebegleitungen einige Fälle von schwer erkrankten Menschen, die angesichts ihrer Erkrankung – ohne es vorher groß zu kommunizieren – einfach die Nahrung und auch oft die Flüssigkeit ablehnten. Zum Teil haben sie einfach nur, wenn ihnen Essen angereicht wurde, ihren Kopf weggedreht oder die Lippen fest aufeinander gepresst, ohne ein Wort zu sprechen, nur mit dieser

43 Vgl. de Ridder, Michael: *Wie wollen wir sterben.* München 2010, S. 62 ff.

44 Vgl. Borasio, Gian Domenico: *Über das Sterben.* München 2011, S. 110.

45 Vgl. Jox, Ralf J.: *Sterben lassen.* Hamburg 2011, S. 38.

46 Vgl. Chabot, Boudewijn/Walther, Christian: *Ausweg am Lebensende.* München 205 (4. Auflage), S. 83 f. Recklinghausen. Siehe auch S. 36.

47 Dr. med. Eberhard Lux, Facharzt für Neurologie, Psychiatrie, Psychotherapie und Palliativmedizin bei einem Vortrag über „Freiwilligen Verzicht auf Nahrung du Flüssigkeit" am Ethikzentrum in Recklinghausen.

eindeutigen Geste: Ich will nichts mehr zu mir nehmen! Diese Situationen sind sicher vielen Pflegenden wohlbekannt.

In der letzten Lebensphase, besonders wenn es sich um hochbetagte Menschen handelt, kann der menschliche Körper nicht mehr so viel Energie zugeführt bekommen, wie er verbraucht (katabole Stoffwechsellage), weil „selbst ‚normale' Nahrungsmengen nicht mehr verarbeitet werden können. Daran kann auch hyperkalorische Ernährung nichts mehr ändern; daher ist Gewichtsverlust am Lebensende nicht zu vermeiden".[48] Also würde ein Verzichten auf Essen und Trinken in der letzten Lebensphase eine regelrechte Unterstützung der physiologischen Abläufe bedeuten.

Michael Farell stellte zusammen mit seinen Kollegen am Howard Florey Institute in Melbourne fest, dass eine bestimmte Hirnregion, der sogenannte anteriore cinguläre Cortex (ACC),[49] der unter anderem als eine Art „Flüssigkeitsbedarfsmelder" fungiert, im Alter weniger aktiv ist als bei jungen Menschen. In einer Studie verglichen sie jüngere Probanden (zwischen 21 und 30 Jahren) und ältere Probanden (zwischen 65 und 74 Jahren), die ein salzhaltiges Getränk trinken sollten. Die daraus entstehende erhöhte Salzkonzentration im Blut löste bei den Probanden ein Durstgefühl aus.

Der ACC meldete bei den älteren Probanden nach nur geringer Wassergabe schon „Durst gestillt", anders als bei den jungen Probanden, die viel mehr trinken mussten, um ihren Durst zu löschen. Die Forscher stellten fest, dass im Alter diese Steuerungszentrale für das Durstgefühl nicht mehr so zuverlässig arbeitet. Da es sich in dieser Studie neben den

48 Borasio, Gian Domenico: *Über das Sterben.* München 2011, S. 109.

49 Vgl. http://www.wissenschaft.de/home/-/journal_content/56/12054/1011380/ (Stand: 17.01.2016).

jungen Menschen um 65- bis 74-jährige Probanden handelte, kann man davon ausgehen, dass die Ergebnisse bei noch älteren, also hochbetagten Probanden noch drastischer gewesen wären.

Der menschliche Organismus besteht beim Erwachsenen zu 50 bis 60 Prozent aus Wasser, jedoch im Alter nur noch zu 45 bis 50 Prozent.[50] Je jünger der Mensch ist, umso höher ist sein Wassergrundumsatz, die Menge an Flüssigkeit, die er zu sich nehmen muss, um die Funktionstüchtigkeit seines Körpers aufrechtzuerhalten. Wenn sich ein junger Mensch für diese Art des Sterbens entschiede, würde er wahrscheinlich von quälendem Durstgefühl gepeinigt werden. Mir bekannte Versuche jüngerer Sterbewilliger bestätigen dies. Sterbefasten ist für junge Menschen in meinen Augen daher absolut ungeeignet.[51]

Ein alternder Körper, der nur noch wenig Flüssigkeit braucht, zeigt bei allmählicher Austrocknung nicht unbedingt unangenehme Symptome. Unbedingt erforderlich ist beim Sterbefasten eine gute und häufig ausgeführte Mundpflege, um die Schleimhäute feucht zu halten. So wird die zunehmende Austrocknung nicht vom Sterbewilligen als Qual erlebt und das Durstgefühl sinkt auf ein erträgliches Maß herab.[52, 53]

---

50 Vgl. http://www.wissen.de/bildwb/wasser-elixier-des-lebens (Stand: 22.01.2016).

51 Durch unsere Homepage ist uns der Fall einer 34-jährigen Frau bekannt, die Sterbefasten praktizieren wollte, es aber bereits nach zwei Tagen wegen „Unzumutbarkeit und Qual" aufgegeben hat.
Vgl. auch Chabot, Boudewijn/Walther, Christian: *Ausweg am Lebensende.* München 2015 (4. Auflage), S. 14.

52 Vgl. http://christoph-student.homepage.t-online.de/Downloads/Stell_zum_Probl_des_Austrockn.pdf?foo=0.6775424661484334jn, S. 2 (Stand: 17.01.2016).

53 Vgl. Borasio, Gian Domenico: *Über das Sterben.* München 2011, S. 109.

In einer amerikanische Studie[54, 55] wurden Pflegekräfte befragt, wie sie rückblickend den Sterbeverlauf von sterbefastenden Patienten auf einer Skala von 0 bis 9 beurteilen (0 = der schrecklichst denkbare Tod, 9 = der friedlichst denkbare Tod). Die Mehrheit der befragten Hospizschwestern ordnete die Patienten in dieser Studie auf Stufe 8 oder 9 ein, also sehr friedlich. Ich kann dies in Hinblick auf das Sterben meiner Mutter nur unterstreichen. Sie erklärte mir auf meine oft gestellte Frage nach ihrem Durst, dass es in manchen Momenten nicht schön wäre, aber sie es gut aushalten könne.

Bei unseren Vorträgen über Sterbefasten oder Patientenverfügung werden wir jedes Mal gefragt, ob es denn nicht ganz schrecklich sei „zu verhungern und zu verdursten". Wenn Sie beziehungsweise Ihre betagten Verwandten oder Freunde sich zum Sterbefasten entschließen sollten, dann werden Ihnen diese emotional und moralisch stark besetzten Begriffe sicherlich irgendwann von Ihrer Umwelt entgegengebracht. Daher ist es wichtig, über die medizinischen und physiologischen Erkenntnisse zu Abläufen und sinnvoller Unterstützung des Nicht-mehr-Essens und des Nicht-mehr-Trinkens informiert zu sein. So können Sie gut gerüstet dem Sterbeprozess entgegensehen und sind gegen moralische Vorwürfe gewappnet.

---

54 Vgl. Ganzini et al.: Nurses' Experiences with Hospice Patients Who Refuse Food and Fluids to Hasten Death. In: *The New England Journal of Medicine 349*, S. 359–365 (2003).

55 Chabot, Boudewijn/Walther, Christian: *Ausweg am Lebensende.* München 2015 (4. Auflage), S. 87 f.

21 Gute Begleitung und geeignete Orte

Eine Grundvoraussetzung für gelungenes Sterbefasten ist ein vertrauenswürdiger, liebevoller Angehöriger oder Freund an der Seite des Sterbenden. Als nicht schwer erkrankter Mensch wäre die erste Phase des Sterbefastens eventuell noch alleine zu bewerkstelligen, solange keine Bettlägerigkeit vorliegt. Nach circa vier bis fünf Tagen wird jedoch die körperliche Schwäche immer größer. Dann ist es nicht mehr möglich, sich alleine zu versorgen und die Mundpflege durchzuführen. Jetzt braucht der Sterbende Begleiter.

Mit entsprechender Anleitung und Unterstützung können Angehörige oder Freunde die Pflege eines Sterbefastenden selbst in die Hand nehmen. Es erleichtert natürlich die Arbeit und Pflege um einen großen Teil, wenn Möglichkeiten gefunden werden, einen Pflegedienst einzuschalten. Wenn es sich etwa um einen Krebserkrankten handelt, ist sicherlich schon seit Längerem ein Pflegedienst involviert, so dass hier einfach die Pflege weitergeführt werden kann.

Bei Menschen, die alleine leben, ist die Gefahr, dass sie bei Alleingängen in bereits geschwächtem Zustand (zum Beispiel auf die Toilette) stürzen. Jeder Sturz birgt die Gefahr eines Oberschenkelhals- oder Armbruchs. Das wiederum bedeutet eine zusätzliche schmerzhafte Komplikation, die den Sterbeprozess erschweren würde. In Gesprächen mit dem behandelnden Arzt sollten der Sterbewillige und die Angehörigen über eine Beteiligung eines Pflegedienstes beratschlagen und sich eventuell eine ärztliche Verordnung aushändigen lassen. Die Anleitung eines hilfsbereiten Arztes und geschulter Pfleger können die Angehörigen und Begleiter befähigen, die Mundpflege und gegebenenfalls auch die gesamte oder Teile der Pflege selbst leisten zu können. Bei offenen Fragen kann ein palliativmedizinischer Dienst zurate gezogen werden, der speziell ausgebildete Pfleger und Ärzte vorbeischicken kann. Jedoch möchte ich Ihnen Mut machen, sich vertrauensvoll auf Ihre eigenen Fähigkeiten zurückzubesinnen. Die Mundpflege ist kein „Hexenwerk" und kann mit Anleitung und Wissen um mögliche Hilfsmittel selbstständig ausgeführt werden. Der Sterbewillige wird Sie sicherlich mit konstruktiven Tipps unterstützen.

Zuhause

Am einfachsten und würdevollsten lässt sich das Sterbefasten zuhause in der gewohnten Umgebung leisten. Es muss sicherlich nicht unbedingt die Wohnung des Sterbefastenden selbst sein, wie bei meiner Mutter. In manchen Situationen oder Familienkonstellationen ist es von Vorteil, die Wohnung des pflegenden Angehörigen als Sterbeort zu nehmen. Es ist günstig, Räumlichkeiten zu wählen, die dem Pflegenden die Arbeit erleichtern (zum Beispiel keine langen Anfahrtswege), und die im besten Fall einen zeitweisen Rückzug der pflegenden Person ermöglichen können. Auch wenn der Sterbewillige nicht in seinen eigenen vier Wänden sterben kann, ist eine Versorgung innerhalb eines privaten Zuhauses in meinen Augen die beste Möglichkeit, den Sterbeprozess ohne Druck, ohne besondere Auflagen und in persönlicher, entspannter Atmosphäre zu unterstützen.

Im Heim

Schön wäre es, wenn diese Art des selbstbestimmten Sterbens auch in Heimen auf persönlichen Wunsch des Sterbewilligen ermöglicht würde. Sicherlich ist auch das eine oder andere Heim gewillt, diese Sterbeart zu erlauben und zu unterstützen. Doch die Heime befinden sich in einer Konfliktsituation. Sie werden nicht nur vom Heimträger, sondern auch vom medizinischen Dienst im Auftrag der Krankenkassen und der Heimaufsicht bei all ihren Tätigkeiten kontrolliert. Die Heime sind verpflichtet, den Body-Mass-Index (BMI)[56] bei allen Heimbewohnern regelmäßig zu messen, um einen eventuellen Gewichtsverlust zu erkennen. Diese Messungen werden immer wieder vom medizinischen Dienst kontrolliert. So kann sich ein Heim etwa bei einem schwer dementen Heimbewohner durch das Legenlassen einer PEG-Sonde rechtlich absichern, dass dessen Grundversorgung gewährleistet ist.[57] Ein Kriterium für gute Pflege ist eine gesunde, ausreichende Ernährung – nicht nur in den Augen der Heimaufsicht und des medizinischen Dienstes, sondern auch in der öffentlichen Wahrnehmung. Dieses wird durch Sterbefasten natürlicherweise verletzt. Es sollte nach meiner Auffassung in jedem Heim neben der regelmäßigen Überprüfung des Body-Mass-Index

56 Vgl. Essen und Trinken im Alter. In: *Essen und Trinken im Alter mehr als Ernährung und Flüssigkeitsversorgung.* Reihe Pflegiothek. Berlin 2010, S. 179.

57 Heute ist es möglich, einen dementen Menschen, der in seiner schweren Demenz vergessen hat, wie man isst, wozu man isst, wie man kaut, wie man schluckt, mittels einer PEG wohlernährt aber völlig orientierungslos lange leben zu lassen. Dabei ist seit geraumer Zeit wissenschaftlich nachgewiesen, dass das Legen einer PEG bei schwer dementen Patienten nicht mehr indiziert ist. Vgl. https://www.stmgp.bayern.de/pflege/fachtage/doc/ftke-borasio.pdf, S. 1 f. (Stand: 17.01.2016).

auch eine schriftliche Dokumentation des Willens und der Willensbekundung eines jeden Heimbewohners (dement oder nicht) in Hinblick auf Ernährung durchgeführt werden. So könnte der intimste und ureigenste Wunsch jedes Heimbewohners, ob er noch essen will oder nicht, respektiert werden und das Heim wäre gegen Kritik und Anfeindung geschützt. (Selbstverständlich muss abgeklärt werden, ob der Wille, nichts mehr zu essen, vielleicht organische Ursachen hat.)

Das Heim als Ort des Sterbefastens stellt noch ein weiteres Problem dar, nämlich die Tatsache, dass professionell Pflegende zu wenig Zeit haben, um die Mundpflege ausreichend häufig durchführen zu können. Die Familie ist auch hier gefragt, sich abwechselnd bei der Betreuung des Sterbewilligen zu beteiligen, um eine gelungene Begleitung auch in psychischer und spiritueller Hinsicht zu gewährleisten. Auch wenn die Angehörigen die Verantwortung für die Pflege an das Heim abtreten, sind sie in dieser Situation selbst für die Ausführung der Mundpflege weiter in der Mitverantwortung. Auch hier gilt, dass eine gute, freundliche Kommunikation mit der Heimleitung unabdingbar ist.

Ich selbst habe während meinen Sterbebegleitungen alle Arten von Heimen erlebt – solche, die den letzten Wunsch des Sterbenden, nichts mehr zu essen und zu trinken, akzeptierten. Aber es gab auch Heime, in denen die professionell Pflegenden ebenso wie die Heimleitung keinerlei Verständnis aufbrachten, wenn ein Bewohner seine Nahrungsaufnahme einstellte. Ein Verweigern wurde als „renitenter Akt" gewertet, den es zu brechen galt, da die Pflegenden meinten, die Situation besser beurteilen zu können als der Heimbewohner. So kam häufig der schon erwähnte Vorwurf an die Angehörigen: „Wollen Sie Ihren Vater/Ihre Mutter verhungern und verdursten lassen?" Mit dieser „moralischen Keule" wurde ein schlechtes Gewissen geschaffen, ein Ernstnehmen des

Sterbewunsches untergraben. Wer weiß, ob darin nicht auch finanzielles Kalkül steckte.

Am 5. November 2015 wurde ein Gesetz zur Verbesserung der Hospiz- und Palliativversorgung in Deutschland verabschiedet. Darin ist festgelegt, dass Menschen in Pflegeheimen am Lebensende auch Zugang zur Symptomlinderung haben sollen. Ebenso soll die ambulante palliative und hospizliche Versorgung in Pflegeheimen stärker berücksichtigt und auch entsprechend vergütet werden. Dies ermöglicht dem Pflegepersonal, sich zum Beispiel in einem Fall von Sterbefasten die Unterstützung eines palliativmedizinisch geschulten Arztes holen zu können. Jedoch sehen auch die meisten Heimleitungen dieses Hospizgesetz trotz vieler Versprechungen eher kritisch, da die Pflegenden durch die viel zu dünne Personaldecke schon mit der täglichen Grundversorgung der Heimbewohner häufig überlastet sind. Daneben fehlt in den Heimen bisher ausreichend palliativmedizinisch geschultes Personal. Zu hoffen bleibt, dass es im Laufe der nächsten Jahre zu einem Paradigmenwechsel bei dieser Thematik kommen wird, besonders angesichts der immer größer werdenden Zahl alter und hochbetagter Menschen.[58]

58 Vgl. Berit Uhlmann. Was das neue Hospizgesetz bewirkt. In: http://www.sueddeutsche.de/gesundheit/palliativmedizin-was-das-neue-hospizgesetz-bringt-1.2723473 (Stand: 24.08.2016).

Hospiz

Die Aufnahme eines Sterbenden in ein Hospiz geschieht unter Beachtung bestimmter Aufnahmekriterien.[59] So wird ein Mensch, der sich durch seine schwere Erkrankung, wie z. B. Krebs oder Amyotrophe Lateralsklerose (ALS) schon in der letzten Lebensphase befindet, im Hospiz aufgenommen werden. Dort könnte er sich bewusst für eine mögliche Verkürzung seines Sterbeprozesses durch Sterbefasten entscheiden, was aber vermutlich äußerst selten geschieht, da viele Sterbende sich dort gut aufgehoben fühlen und die ihnen verbleibende Zeit sowieso schon verkürzt ist. Häufiger ist es die fortschreitende Schwäche und die Krankheit selbst, die den Sterbenden zum unwillkürlichen Einstellen von Nahrung und Flüssigkeit führt. Auch diese Form des Sterbefastens wird in hoffentlich jedem, selbst streng christlich geprägten Hospiz gewährt. Gerade im Hospiz sollte das Recht des einzelnen auf Selbstbestimmung gelten.

Schwierig oder unmöglich erscheint mir aber die Vorstellung, dass ein Sterbewilliger, der – wie meine Mutter – allem Anschein nach keine todbringende Krankheit aufweisen kann, zum Sterben durch Sterbefasten im Hospiz Aufnahme findet.

Anders sieht es aus, wenn ein Sterbewilliger schon zu Hause in „Eigenregie“ mit dem Sterbefasten begonnen hat

59 „Voraussetzung für die Aufnahme in ein stationäres Hospiz ist, dass die Patientin bzw. der Patient an einer Erkrankung leidet, die progredient verläuft und bei der oder dem eine Heilung ausgeschlossen ist. Zu den weiteren Voraussetzungen zählen u. a., dass eine palliativ-medizinische und palliativ-pflegerische Versorgung im stationären Hospiz notwendig ist und eine Aufnahme von der Patientin bzw. dem Patienten gewünscht wird.“
Quelle: http://www.dhpv.de/themen_hospize.html (Stand: 17.01.2016).

und bei beginnendem Nierenversagen und zunehmender körperlicher Schwäche um Aufnahme in ein Hospiz ersucht.

Diesem wird man ebenso wenig wie einem Patienten mit starker Luftnot im letzten Stadium einer chronischen Emphysembronchitis (COPD – Chronical obstructive pulmonal disease; Folge jahrelangen Nikotinmissbrauchs) die Aufnahme verweigern können.

Die moralische Bewertung, die Verurteilung und Mutmaßung über die „Schuld" und Mitwirkung der Erkrankten an der Entstehung dieses Zustandes dürfen in beiden Fällen bei der Aufnahme keine Rolle spielen.

22 Ärztliche Unterstützung

Beim Sterbefasten ist es wichtig, einen Arzt seines Vertrauens an seiner Seite zu haben! Es ist nicht nur ein gutes, sicheres Gefühl, einen Mediziner als Ansprechpartner zu wissen, sondern auch praktisch relevant, denn es kommen sicherlich Fragen auf und es können Komplikationen auftreten. Je früher Sie ihn auf die Situation vorbereiten, desto besser wird er reagieren können.

Mit dem Beginn des Sterbeprozesses ist eine Art Umdenken der Angehörigen und Nahestehenden im Umgang mit Krankheit und Sterben unbedingt vonnöten: In der Regel sorgen wir bei schwerwiegenden Krankheitssymptomen beim geliebten Menschen dafür, dass er zum Arzt geht oder gebracht wird, um geheilt zu werden. Beim Sterbefasten verhält es sich anders.

Meine Mutter bekam zum Beispiel an einem ihrer letzten Tage hohes Fieber. Eine Freundin meinte sofort, dass wir doch gegen eine beginnende Lungenentzündung etwas unternehmen müssten. Aber wir haben nur lindernde Maßnahmen unternommen, da die Lungenentzündung unserer Mutter als Unterstützung im Sterbeprozess gedient hat.

Eine „Verschlimmerung" des Gesundheitszustandes ist in diesem Falle nach dem Patientenwillen ja gewollt! Sie müssen bei einer Zuspitzung der Situation nicht, wie in einem normalen schweren Krankheitsfall den Notarzt rufen. Der Notarzt ist auf die Schnelle nicht in der Lage zu erkennen, dass diese Situation mit Vorsatz vom Patienten selbstbestimmt und freiverantwortlich herbeigeführt wurde. Er ist verpflichtet, sofort alles Erdenkliche für den Patienten zu unternehmen. Falls der Patient zum Zeitpunkt, an dem der Notarzt gerufen wird, nicht mehr ansprechbar ist, wird er gegebenenfalls versuchen, ihn zu reanimieren. Er würde den Sterbenden eventuell auch mit ins Krankenhaus nehmen, denn das ist seine Aufgabe: das Leben zu erhalten. Machen Sie sich immer wieder klar, dass eine Verschlechterung des körperlichen Zustands physiologisch folgerichtig ist, denn sie soll schließlich zum Ende aller Gesundheit, zum Ende des Lebens, zum Tode führen. Das ist der Wunsch des Sterbenden! Wir sind als Begleiter aufgefordert, diesen Abbau der Gesundheit auszuhalten. Natürlich soll sichergestellt werden, dass der Sterbewillige nicht leidet. Dafür braucht es fachkundige Unterstützung. Rufen Sie deshalb in diesem Fall den informierten Hausarzt.

Wichtig ist, dass der begleitende Arzt bei Bedarf Beruhigungs- oder Schlafmittel für die Nacht oder für die Ruhephasen am Tag verschreibt. Außerdem sollte er beratend bei der Mundpflege tätig sein, gegebenenfalls eine professionelle Pflegeperson hinzuziehen. Unerlässlich ist er auch für die Verschreibung von etwaigen Schmerzmitteln: gegen Liegeschmerz, bei Magenschmerzen, wie bei meiner Mutter, und bei Kopfschmerzen; bei schweren Vorerkrankungen sowieso.

Praktisch wäre, wenn der Hausarzt Ihnen als Begleiter für den Notfall, das heißt bei Schmerzen oder Unruhe, Tabletten, Zäpfchen oder Spritzen für unter die Haut (subkutan) zur Verfügung stellen würde. So können Sie auch am Wochenende, wenn der Arzt nicht zu erreichen sein sollte, selbständig agieren und reagieren. Um schmerzfrei, angstfrei oder sediert zu sein, gibt es heutzutage wirkungsvolle Mittel, wie etwa das Präparat Tavor Expidet (Wirkstoff Lorazepam®). Diese Tablette ähnelt einer kleinen Oblate, die auf die Zunge gelegt, direkt über die Schleimhäute aufgenommen wird und innerhalb von Minuten wirkt. Sie fragen sich vielleicht, wie das funktioniert, wenn der Mund und die Zunge doch ganz trocken sind? Benetzen Sie diese ein wenig mit Wasser aus einer kleinen Sprühflasche oder sprühen Sie ein, zwei Hübe künstlichen Speichel, den man in der Apotheke rezeptfrei kaufen kann, auf die Zunge, und legen Sie die Oblate darauf. Dieses Medikament gibt es in zwei Stärken, so dass es auch bei ausgeprägten Unruhezuständen oder aufkommender Angst[60] gut und äußerst schnell hilft. Danach kann der Sterbende gut, ruhig und angstfrei schlafen.

Meine Mutter litt ständig unter Nüchternmagenschmerzen,[61] besonders nachts. So ist auch ihr anfängliches Verhalten, Schlaftabletten einzunehmen, gut zu verstehen. Der Gedanke, nun nichts mehr zu essen, also immer nüchtern zu sein, machte ihr Angst. Deshalb entschloss sie sich zu Beginn, die schmerzhafte „Nüchternzeit" mit Hilfe von Tabletten zu verschlafen. Das Medikament Pantoprazol, das Magensäure bindet, hat meiner Mutter in „gesunden" Zeiten gut geholfen. Es konnte ihr auch in dieser Phase eine gute Schmerzlinderung bringen, ebenso wie anderen mir bekannten Personen mit der gleichen Problematik. Wir wissen von einer alten Dame, die jeden Morgen sich ein kleines Schlückchen Wasser zusammen mit einer Pantoprazol-Tablette „gönnt", um den Magenschmerzen vorzubeugen, um dann den restlichen Tag nichts mehr zu trinken. Meiner Mutter habe ich außerdem das Medikament Metoclopramid (MCP), das Übelkeit und

---

60 Ich erwähne hier Angstzustände oder Unruhe, die ich aber bei meiner Mutter nie bemerkt habe, die sie auch nie geäußert hat. Ich habe ihr dieses Medikament zur Unterstützung für die Nächte gegeben, denn sie wollte so gerne „endlich" schlafen. Und in den letzten anderthalb Tagen haben meine Schwester und ich es meiner Mutter auch tagsüber kurz vor dem Betten gegeben, da sie beim Drehen und Wenden wohl leichte Schmerzen zu verspüren schien.

61 Anzeichen für das Zwölffingerdarmgeschwür (Ulcus duodeni) oder eine Duodenitis sind Schmerzen bei leerem Magen (Nüchternschmerz) und nachts. Die Beschwerden bessern sich typischerweise durch Nahrungsaufnahme.

Magenprobleme lindert, unter die Haut gespritzt, damit sie es nicht mit Wasser herunterschlucken musste. Es besteht auch die Möglichkeit, MCP als Tropfen zu verabreichen. Selbstverständlich sollte alles getan werden, um eventuell auftretende Beschwerden zu lindern oder zu beseitigen.

Sterbewilligen wäre anzuraten, alle bisherigen Medikamente (bis auf wenige Ausnahmen und natürlich nach Absprache mit dem Hausarzt) abzusetzen. Auch wenn sich das gefährlich anhört, benötigen Sterbefastende keine Blutdrucksenker oder Cholesterinsenker mehr. Viele alte Menschen entscheiden sich im Laufe ihres zunehmenden Alters einfach dafür, sterben zu wollen. Sie weigern sich, weiterhin ihre verschriebenen Tabletten einzunehmen. Häufig stellt sich dann eine spontane Verbesserung des Zustandes ein.[62] Das haben mein Mann und ich oft während seiner Praxiszeit erlebt. Während des Sterbefastens benötigen die Menschen nur noch ganz wenige, spezielle Medikamente: eventuell Schmerzmittel und gegebenenfalls Beruhigungs- und Schlafmittel. In den Fällen, die wir begleitet haben, traten kaum Schmerzen, keine Übelkeit, keine Ängste auf. Der Mensch braucht dann vielmehr eine Mischung aus Ruhe und Unterhaltung, aus Sich-Mitteilen und Zuhören, Ablenkung und Insichgehen, freudigen und melancholischen Momenten. Es kann alles so stimmig sein, dass der Körper sich mit nichts mehr belastet fühlt: kein Stress, keine Nahrung, keine Unruhe, wenig Arbeit, Besinnung auf sich selbst und die Begleiter. Auch meine Mutter, die immer unter Bluthochdruck litt, verspürte keinerlei Probleme

---

62 In gesünderen Tagen sollten viele alte Menschen einmal die Notwendigkeit der vielen unterschiedlichen Medikamente, die sie im Laufe der Zeit verschrieben bekommen haben, überprüfen lassen und selbst überdenken.

ohne ihre Tabletteneinnahme. Das ist ebenfalls einer der Vorzüge des Fastens.

Auch wenn der Hausarzt nicht mit einem derartigen Schritt aus dem Leben einverstanden sein sollte, ist er durch seinen Beruf angehalten, dem dann im Sterben liegenden Patienten lindernde Fürsorge zukommen zu lassen. Trotzdem wird es sicherlich immer Ärzte geben, die sich aus moralisch-ethischen Gründen weigern werden, einen Patienten beim Sterbefasten zu begleiten. Hier bleibt dem Sterbewilligen nur die Möglichkeit, einen anderen Arzt zu konsultieren. Wenn ich jedoch an die vielen Ärzte aus dem Berufsumfeld meines Mannes denke, ist da kaum einer, der sich weigern würde, einem hochbetagten Patienten, der sich zum Sterben entschlossen hat, seine Fürsorge zu entziehen, auch wenn sicher nicht alle die Möglichkeit für viele Hausbesuche hätten. [63]

63 Während eines Vortrages im Mai 2011 vor Hausarztkollegen und Internisten zum Thema „Liebevolles Unterlassen in der Palliativmedizin“ haben sich alle anwesenden Ärzte bereit erklärt, gegebenenfalls alte, sterbefastenwillige Patienten palliativmedizinisch zu Hause zu begleiten.

23 Sterbefasten aus Sicht eines Hausarztes

von Hans-Christoph zur Nieden,
Arzt für Allgemein- und Palliativmedizin

Zu Beginn der ärztlichen Aufgabe, einen sterbenden Menschen zuhause zu betreuen, steht der „Auftrag". Den Auftrag erteilt der Sterbende: „Schicken Sie mich nicht mehr ins Krankenhaus! Ich möchte zuhause bleiben. Von meinem Bett aus den Blick in meinen Garten haben bis zum Schluss! Ich möchte aufhören mit Essen und Trinken! Können Sie mir dabei helfen?"

Die Übernahme eines solchen Auftrages erfolgt für mich nicht als Spezialist, obwohl ich mich im Lauf der Jahre auf Palliativmedizin konzentriert habe, sondern als Arzt und sterblicher Mensch. So war es auch, als mich meine eigene Schwiegermutter mit ihrem Entschluss konfrontierte. Ein Auftrag zur ärztlichen Behandlung im eigenen familiären Umfeld enthält noch eine zusätzliche Problematik: Wenn man einen Patienten behandelt, der einem besonders nahesteht, ist es sehr schwer, die für eine medizinische Behandlung unerlässliche affektive Neutralität zu bewahren. Vor allem dann, wenn die „geglückte" Behandlung und Begleitung die Konsequenz hat, diesen Menschen loslassen zu müssen, ihn zu „verlieren". Einen sterbefastenden Menschen in seinem häuslichen Umfeld zu betreuen, bis der Tod eintritt, ist meiner Auffassung nach eine hausärztliche Aufgabe und auf jeden Fall eine, die sich der Arzt zumuten darf. Gut geglückt ist Sterbefasten dann, wenn es so durchgeführt wird, dass alle Beteiligten damit einverstanden sind und der Sterbe- und Verabschiedungsprozess im Idealfall von allen als Bereicherung empfunden wird. Im Rückblick soll es eine kostbare Zeit gewesen sein, die für wichtige Dinge genutzt werden konnte.

Unerlässlich ist die Gewährleistung der Selbstbestimmung des Sterbenden, das Zuhause oder das Pflegeheim als ausgewählter Sterbeort, die gelungene Kommunikation mit den Angehörigen, das Erledigen der ungeklärten Dinge und Angelegenheiten zwischen dem Sterbenden und seiner Familie und seinen Freunden. Darüber hinaus gehört dazu, dass eine gute pflegerische und ärztliche Basisversorgung erfolgt. Diese Aufgabe ist nicht leicht und erfordert einen großen zeitlichen, körperlichen und seelischen Aufwand. In dieser Zeit bekommt man aber ungleich mehr zurück, als man gibt: Rückmeldung von Anerkennung und Dankbarkeit sowie Gewinn an Einsichten und Erfahrungen. Diese lassen sich dann wieder für die weitere ärztliche Tätigkeit nutzen.

Als Hausarzt befindet man sich im Spannungsfeld zwischen der Selbstbestimmung und der Freiverantwortlichkeit des Patienten, wie sie im bundesdeutschen Grundgesetz als freier Willen besonders herausgestellt und geschützt ist, auf der einen Seite und der ärztlichen Fürsorgepflicht auf der anderen Seite. Seitdem die Patientenverfügung 2009 endlich gesetzlich geregelt[64] *wurde und das Grundsatzurteil des Bundesgerichtshofes vom 25. Juni 2010 Sterbehilfe durch Unterlassen und den Behandlungsabbruch rechtfertigt und straffrei stellt, hat sich die Stellung des Patienten dem Arzt gegenüber deutlich verändert. Der Patient kann einerseits selbstbewusster auftreten, er kann und muss mehr Verantwortung für sich selbst übernehmen. Auf der anderen Seite kann der Arzt, gestärkt durch die Gesetzeslage, eine Haltung dem Patienten gegenüber einnehmen, die in der Palliativmedizin als „liebevolles Unterlassen" bezeichnet wird. Damit ist einerseits das Zulassen und Aushalten des Sterbens*

64 Vgl. Bundesgesetzblatt, Jahrgang 2009, Teil I Nr. 48, ausgegeben in Bonn am 31. Juli 2009.

gemeint, andererseits die liebevolle Begleitung und Kommunikation mit dem Sterbenden. Das gilt in ganz besonderer Weise auch für die Begleitung beim Verzicht auf Nahrung und Flüssigkeit, dem Sterbefasten.

Die Sterbefastenvorgänge, die ich als Hausarzt vorher begleitet habe – ohne dass diese Begleitungen das Etikett FVNF trugen – verliefen sehr unterschiedlich. Da gab es etwa die hochbetagte Patientin, die noch zu Fuß in die Praxis kam, mir ihre Absicht, nicht mehr essen und trinken zu wollen, ankündigte, nach Hause ging und – ohne ihre Angehörigen darüber zu informieren, obwohl diese im selben Hause wohnten – ihr Vorhaben in die Tat umsetzte. Sie benötigte keine Medikamente und starb friedlich zwei Wochen später in ihrem Bett. Auf der anderen Seite hatte ich auch Patienten, die bereits palliativmedizinisch betreut wurden und in der SAPV (Spezielle ambulante Palliativversorgung) eingeschrieben waren, die die letzten Tage ihres Sterbens einfach Essen und Trinken stoppten, aber weiterhin mit Morphin und anderen Schmerzmitteln sowie pflegerischer Basisversorgung versehen waren. Diese benötigten, geschwächt durch ihre Grunderkrankung, weniger als eine Woche zum Sterben. Auch sie haben den freiwilligen Verzicht auf Nahrung und Flüssigkeit praktiziert.

Jürgen Bickhardt, ein Kardiologe im Ruhestand, der sich in der Hospizbewegung engagiert, nennt den FVNF „eine ganz eigene Handlungsweise … Er darf weder mit dem Behandlungsabbruch noch mit dem Suizid gleichgesetzt werden".[65] Folgerichtig handelt es sich danach beim Sterbefasten um einen natürlichen Tod; denn eine Einwirkung von außen hat nicht stattgefunden. Der Arzt, der nach Hause gerufen wird, wenn ein Mensch nach einem Sterbefastenprozess in seiner häuslichen

65 Bickhardt, Jürgen/Hanke, Roland Martin: Eine ganz eigene Handlungsweise. In: *Dt. Ärzteblatt.* Jg. 11, Heft 14, 4. April 2014, A 590–593.

Umgebung verstorben ist, sollte, wenn er dieser Argumentation folgt, die Eintragung „Natürlicher Tod" auf dem Totenschein ankreuzen. Idealerweise sollte es auch derjenige Arzt sein, der diesen Menschen in den letzten Tagen und Wochen zuhause behandelt und begleitet hat. So habe ich es auch im Falle meiner eigenen Schwiegermutter gehandhabt. Da auf deutschen Totenscheinen zwingend vorgeschrieben ist, die Tatsache des eingetretenen Todes mit einer pathologischen Diagnose zu verknüpfen („gesundes" Versterben ist dort nicht vorgesehen), habe ich „Akutes Nierenversagen" als Diagnose eingesetzt.

Die Gesellschaft scheint davon auszugehen, dass gesundes Sterben nicht vorkommt. Das Sterben ist nach dieser Logik immer an Krankheit geknüpft. Viele erfahrene Hausärzte, so auch ich, haben sich in den Fällen, in denen keine Krankheitsursache feststellbar war, außer der Tatsache, dass die „Zeit erfüllt war", geweigert, eine pathologische Ursache als Diagnose einzusetzen. Wir verwendeten dann Begriffe wie „Allgemeine Stase", „Senile Reduktion" und „Altersschwäche". Es ist für viele Menschen leichter, bei ihrem Kraftfahrzeug nach einer großen Kilometerleistung zu akzeptieren, dass der Motor irgendwann stehenbleibt, auch ohne „kaputt" zu sein, als beim menschlichen Organsystem, dem eben auch nur eine begrenzte Laufzeit – schon von Geburt an – beschieden ist. Ich bin davon überzeugt, dass ein Mensch auch gesund versterben kann! Zum gesunden Leben gehört in meinen Augen Alterungsprozess, Verschleißerscheinungen und Degeneration dazu. Und im Idealfall auch ein behütetes und schmerzfreies Sterbenkönnen – in einer selbstbestimmten Form und an einem selbstgewählten Ort.

24 Die richtige Pflege

Den Sterbeprozess eines geliebten Menschen zu begleiten ist immer eine schwierige, fordernde Aufgabe. Wenn dann der Sterbewillige noch zusätzlich auf Nahrung und Flüssigkeit verzichtet, entsteht nicht selten ein Gefühl der Hilflosigkeit, des Verdammtseins zur Untätigkeit, was kaum auszuhalten ist. Auch wenn „Liebe durch den Magen geht", muss der Angehörige seine Liebesbeweise in anderen Dingen suchen. In dieser Zeit wird es wichtig, seine Aufgabe als Begleiter im liebevollen Unterlassen zu finden. Und doch gibt es eigentlich eine Menge zu tun!

Mundpflege

Der pflegende Angehörige sollte in kurzen Abständen Mundpflege ausführen. So erhält der Sterbende Abhilfe gegen sein Durstgefühl (und Keime) sowie automatisch häufige liebevolle Zuwendung. Wenn der Sterbewillige noch selbständig die Pflege ausführen kann, können sich die Hilfen des Pflegenden auf Handreichungen beschränken. Doch es kommt die Zeit, in der der Sterbende zu schwach sein wird, um selbst zu agieren. Dann sollte in circa einstündigen Abständen (das kommt auf die Wach- und Schlafphasen des Sterbenden an) unter Ankündigung Mundpflege ausgeführt werden. Es kann aber auch sehr unterschiedliche Phasen geben: Meine Mutter hatte solche, in denen sie in kürzesten Abständen immer wieder am Waschlappenzipfel nuckeln wollte. Dann aber kamen wieder Stunden, in denen wir Pflegenden meiner Mutter Mundpflege anboten, sie diese aber immer wieder ablehnte. Die Mundpflege hat nicht nur den Zweck der

Begleitung, sondern ist einer der wichtigsten Pfeiler für ein geglücktes Sterbefasten, da es das Durstgefühl im Gegensatz zu einer Infusion effektiver lindert oder behebt. Das ist kein Widerspruch! Sie können den Durst stillen, ohne Flüssigkeit zu geben. Bereits wenn die Schleimhäute im Mund befeuchtet werden, wird dem Gehirn „Durst gelöscht" gemeldet, ohne dass Flüssigkeit die Kehle hinunterlaufen muss (siehe Kapitel 20, Physiologie des Sterbefastens).

Ich möchte kurz auf die praktischen Aspekte der Mundpflege eingehen. Grundsätzlich gilt, dass alle Getränke, Eisstückchen, Kaugummis etc., die dem Sterbenden angeboten werden, zuckerfrei sein sollten, da durch die Aufnahme von Zucker Insulin ausgeschüttet wird, wodurch sich das Hungergefühl wieder einstellt. Damit würde die Endorphinausschüttung, die wegen ihrer schmerzstillenden und euphorisierenden Wirkung (siehe Kapitel 20, Physiologie des Sterbefastens) ja gewollt ist, zurückgefahren. Gerade zu Beginn des Fastens sollte man unbedingt darauf achten.

Mit einer kleinen Sprühflasche können diverse Flüssigkeiten vorsichtig in den Mundraum gesprüht werden. Es ist nicht zu unterschätzen, wie viel mit jedem Hub in den Mund gelangt, jedoch sollte jeder Begleiter den Sterbenden nach dessen Wünschen fragen und danach handeln. Meine Mutter wollte unbedingt nur wenig Flüssigkeit verwendet wissen, damit ihr Sterbeprozess so schnell wie möglich ginge.

Alles lässt sich einfrieren und in kleinen Eisstücken[66] auf einem Teelöffel in den Mund legen: Kaffee, Bier, Malzbier,

66 Sie können einen Eiswürfel in ein Geschirrtuch einwickeln und mit einem Hammer oder einem kräftigen Messerrücken in Stückchen zertrümmern. Kleine Eisstückchen lassen sich auch gut in leeren Pralinenschachtelvertiefungen herstellen (kleinere Formen als in Eiswürfelbereitern).

Wein, Saft, auch Sekt. Meine Mutter wollte jedoch nur noch Wasser oder Kräutertee. Alles andere schien ihr zu scharf auf der Zunge. Außerdem erklärte sie mir eindrücklich, dass, wenn man nichts mehr trinken will oder darf, Wasser im Mund und in den Gedanken ungeheuer wertvoll wird. „Trink das nächste Glas Wasser mit Achtsamkeit und Bedacht", sagte sie mir am sechsten Tag. Den Satz vergesse ich wohl nie mehr.

Auch eine 80-jährige Dame, die wir nur telefonisch beim Sterbefasten begleitet haben, erzählte uns, dass sie nun wisse, wie Jesus Wasser in Wein verwandelt habe. Nach langer Zeit des Nicht-mehr-Trinkens habe sie sich ein Schlückchen Wasser gegönnt, das ihr wie der lieblichste Wein gemundet hatte.[67]

Diese Beispiele zeigen, dass der Flüssigkeitsverzicht beim Sterbefasten eine schwierige Hürde darstellt. Daher sollte jeder, der sich fürs Sterbefasten entschieden hat, für sich selbst herausfinden, wie viel Flüssigkeit er täglich zu sich nehmen will, um den Sterbeprozess erträglich zu gestalten und doch „voranzubringen".

Meine Mutter liebte es, an einem in Wasser oder Tee eingetauchten feuchten Waschlappenzipfel zu „zutseln", wie sie es nannte. Sie schloss die Lippen um den Waschlappen, drückte den feuchten Zipfel an den Gaumen und ließ ihn dort ein wenig ruhen und wirken. Manchmal musste ich dies drei bis vier Mal wiederholen, da in dem Moment der Durst zu stark schien. Als Mama nicht mehr so aktiv bei der Mundpflege mitwirken konnte, haben wir oft ein winziges Butterstückchen (oder eine Löffelspitze Schlagsahne) in ihren Mund gelegt, das sofort schmolz und einen feinen Film auf die Zunge bildete. Dann strichen wir mit einem Watteträger den fettigen Film

67 Diese Dame hat übrigens ihr Sterbefastenvorhaben abgebrochen, da Weihnachten vor der Tür stand und die Enkelkinder sich zu Besuch angekündigt hatten.

auch auf den Gaumen und rund um die Zähne. Auch Lippenpomade sollte als Abschluss großflächig um den Mund aufgebracht werden. Ebenso eignen sich Panthenol (Bepanthen-Salbe) und Helago-Öl oder ein feines Sesamöl. Bei all den mundpflegerischen Maßnahmen muss sehr hygienisch sauber vorgegangen werden, da die nun sehr trocken werdende Mundschleimhaut, der Gaumen und die Zunge für Bakterien sehr anfällig werden.

Eine weitere Möglichkeit ist das Lutschen kleiner Obststückchen (am besten saftiges Obst wie Ananas, Orange, Mandarine), die man in eine kleine Mullkompresse wickeln und in den Mund legen kann. Ebenso eignen sich tiefgefrorene Gummibärchen (auch in Mullkompresse). Als Begleiter sollte man sich natürlich immer nach den geschmacklichen Vorlieben des Sterbenden ausrichten. Auch zuckerfreie Zitronenbonbons oder spezielle Lutschtabletten (z. B. vom Hersteller Nisita) geben Chabot und Walther in ihrem Buch *Ausweg am Lebensende* als mögliche Mundpflegetipps an. Wenn Sie einen derartigen Sterbeprozess in Betracht ziehen sollten, empfehle ich Ihnen, dieses Buch zuvor unbedingt zu lesen.

Die Schmerztherapeutin Hanna Ludwig weist auf Vorsicht bei der Mundpflege hin, falls Sie sich in der Apotheke rezeptfrei Watteträger mit Zitronengeschmack besorgen sollten, um damit den Mund auszutupfen: Erstens könnten diese Zitronenstäbchen auf der Zunge oder am Gaumen brennen, falls sich kleine Risse durch die trockene Schleimhaut gebildet haben, und zweitens können sie die Mundtrockenheit verstärken, da sie häufig auf Glycerinbasis hergestellt wurden, was Wasser bindet.[68]

---

68 Ludwig, Hanna. Mundpflege bei Schwerkranken. In: *Schmerztherapie.* 3/2009 (25. Jg) http://www.schmerz-therapie-deutschland.de/pdf/Zeitschrift/2009_3_Schmerztherapie.pdf, S. 17.

Als hilfreich erwähnt Ludwig die mögliche Gabe von Cholinergika, z. B. Pilocarpin.[69] Das sind Augentropfen, die, wenn sie in den Mund geträufelt werden (dreimal am Tag), über die Mundschleimhaut resorbiert werden und den Speichelfluss wenigstens vorübergehend steigern können (mögliche Nebenwirkungen: schwitzen, harntreibend).

Für die letzte Lebensphase meiner Mutter war es ungeheuer praktisch, Spraydosen mit künstlichem Speichel zur Verfügung zu haben. Dieser lässt sich sehr gut im Mundraum durch Sprühstöße verteilen. Vorsicht ist nur geboten, es nicht in Richtung Zäpfchen (Eingang Luftröhre) zu sprühen, damit kein Hustenreiz entsteht. Außerdem konnten wir dadurch in den letzten Tagen meiner Mutter das bereits erwähnte Mittel Tavor Expidet[70] verabreichen. Durch das Anfeuchten der Zunge mit dem künstlichen Speichel, konnte sich das Medikament gut im Mund auflösen.

Es ist von Vorteil, den Sterbewilligen zu Beginn des Sterbefastens schon einmal den künstlichen Speichel probieren zu lassen, damit er mögliche Ekelgefühle überwinden kann und sich an das Gefühl des Sprühstoßes im Mund später erinnert. Ich empfehle auch den Angehörigen, es einmal selbst auszuprobieren. Es schmeckt gar nicht schlecht!

Hier eine Auflistung der möglichen Präparate für künstlichen Speichel bei Mundtrockenheit:

- Glandosane (Schleimbildner Carmellose)[71]

---

69 Vgl. auch a. a. O.

70 Tavor Expidet wirkt stark beruhigend und schlafanstoßend und enthält den Wirkstoff Lorazepam®.

71 Vgl. http://www.cellpharm.com/krebserkrankungen/supportivtherapie-unterstuetzende-behandlung/mundtrockenheit-glandosane/ (Stand: 17.01.2016)

- Salvia natura medoc (tierisches Mucin)[72]
- Gum Bioextra trockener Mund Feuchtigkeitsgel (hält länger – gut für die Nacht)[73]
- Multi Oral Spray von Koreska[74]
- Helago®-Pflege-Oel (mit Kamille und Salbei zur Pflege irritierter Mundschleimhaut und Haut)
- Gelo Revoice® (speichelproduzierende Lutschtabletten)

Homöopathie:

- Natrium sulfuricum D 6 oder D 8 kombiniert mit
- Natrium chloratum D 6 oder D 8 (als Globuli oder Tropfen)
- je dreimal täglich 15 Tropfen

Menschen, die mit offenem Mund schlafen, werden sicherlich viel häufiger eine Befeuchtung der Mundschleimhäute benötigen als diejenigen, die, wie meine Mutter, bis zum Schluss den Mund beim Schlafen geschlossen halten. Ein automatischer Luftbefeuchter im Schlaf- und Aufenthaltsraum des Sterbewilligen bietet hier eine gute zusätzliche Unterstützung. Sollte dem Schlafenden der Mund trotzdem trocken werden, so kann man ihm direkt nachdem er aufgewacht ist wieder Mundpflege anbieten.

In der Literatur wird auch auf eine mögliche Pilzinfektion des Mundes und Rachenraumes hingewiesen.[75] Hier könnte

72 Vgl. https://www.sanicare.de/images/ecommerce/07/02/07028378_1970-01_de_s.pdf (Stand: 17.01.2016).

73 Vgl. http://www.medpex.de/gum-bioxtra-trockener-mund-feuchtigkeitsgel-p5495561 (Stand: 17.01.2016).

74 Vgl. http://biokoreska.at/multi-oral.html (dieses Produkt kann wohl nur im Internet bestellt werden; Stand: 17.01.2016).

75 Vgl. Chabot, Boudewijn/Walther, Christian: *Ausweg am Lebensende*. München 2015 (4. Auflage), S. 69.

man bei Bedarf oder besser vorsorglich eine antiseptische Mundspülung aus der Apotheke besorgen und den Sterbenden täglich mehrmals damit spülen lassen oder den Mund mit getränkten Watteträgern auswischen. Bei meiner Mutter haben wir das nicht gemacht, da es uns zu keiner Zeit notwendig schien. Bis zum Schluss war ihre Mundschleimhaut ohne Befall. Diese potenzielle Gefährdung der Mundschleimhaut sollte den Pflegenden dafür sensibilisieren, jederzeit äußerst sauber bei der Mundpflege vorzugehen.

Pflege von Schleimhäuten und Augen

Unterstützend können dem Sterbenden zwei- bis dreimal täglich Augentropfen verabreicht werden, da auch die Augen durch den Flüssigkeitsmangel trocken werden und sich durch häufiges Augenschließen kein Feuchtigkeitsfilm auf dem Auge mehr bildet. Das führt dazu, dass die Augen brennen und es sehr unangenehm beim Öffnen der Augen reibt. Ebenso schmerzt das Offenhalten der Augen. Hier eignen sich besonders künstliche Tränen (Augentropfen, rezeptfrei aus der Apotheke), um eine Linderung zu erreichen.

Es gibt auch Augensprays für trockene Augen. Die kann sich der Patient eventuell sogar selbst von außen auf die geschlossenen Augenlider sprühen. Sie tragen auch zur Befeuchtung der Augen bei.

Meine Mutter hat die letzten Tage auf Augentropfen verzichtet, da schon das einmalige Augenöffnen zu schmerzhaft war. Auf meine Frage, ob es „schlimm“ für sie sei, verneinte sie. Alles wäre in Ordnung, wenn sie die Augen geschlossen hielte. Auch die Nasenschleimhaut freut sich übrigens über eine Fett- oder Feuchtigkeitscreme! Ebenso alle anderen Körperöffnungen!

Stuhlausscheidung

Kurz bevor oder spätestens zu Beginn des Sterbefastens sollte der Sterbende mit einem milden Laxans[76] abführen. Wenn die Flüssigkeitszufuhr drastisch reduziert oder völlig eingestellt wird, dann dickt der Kot so ein, dass es unwillkürlich zu einer Verstopfung kommt, was Magenschmerzen, Völlegefühl, Magendruck und Übelkeit provozieren kann.

Bei meiner Mutter haben wir das nicht getan, da wir in keiner Weise daran gedacht hatten. Ich habe den Hinweis erst viel später gelesen. Aber es gab glücklicherweise während ihrer dreizehn Tage Sterben keine Probleme. Ich vermute, dass meine Mutter durch ihre starken Magenschmerzen die Tage vor dem Sterbeprozess kaum noch gegessen hatte. Ob sie ein nahendes Ende unbewusst gefühlt hat? War es eine allgemeine Lebenssattheit oder waren es einfach nur Magenschmerzen, die sie kaum etwas essen ließen? Ich werde keine Antwort mehr darauf finden.

Urinausscheidung

Es gilt zu bedenken, dass der sterbende, schon stark geschwächte Patient zum Urinausscheiden nicht mehr aus dem Bett aussteigen kann. Für die letzte Phase sollte eine gummierte Unterlage ins Bett gelegt werden, auch das Anlegen von Windeln kann hilfreich sein. Das ist eine ganz individuelle Entscheidung, die der Sterbende und die Begleiter für sich entscheiden müssen. In der Palliativmedizin sollte man

76 Ein rektal einzuführendes Abführmittel auf der Basis von Glycerin, welches den eventuell schon eingetrockneten Stuhl gleitfähig macht; möglich als Zäpfchen oder kleinem Einlauf (Microklist®).

angesichts des Todes so wenig Technik wie eben möglich einsetzen und sich lieber auf Einfachheit begrenzen. Ein Blasenverweilkatheter sollte nur in Ausnahmefällen zum Einsatz kommen. Ich plädiere eher für eine Unterlage, da der Sterbende darauf weniger schwitzt als in einer fast luftdichten Windel, die auch stören kann.

Es kommt immer wieder vor, „dass ein Patient circa 10 bis 14 Tage nach dem Beginn von FVNF plötzlich eine große Menge dunklen Urins ausscheidet“.[77] Dieser Urin ist durch die fehlende Flüssigkeit angedickt und riecht hoch konzentriert! „Dies ist ein Zeichen, dafür, dass Zellen des Muskelgewebes zugrunde gehen, wodurch das in ihnen enthaltene Wasser auf einmal ins Blut gelangt und von den Nieren ausgeschieden wird. Dies weist darauf hin, dass der Sterbeprozess nun nicht mehr aufzuhalten ist.“[78]

Für die Übergangsphase, in der meine Mutter schon stark geschwächt war, hatte ich einen Toilettenstuhl besorgt, der bei Bedarf direkt ans Bett geschoben wurde. In der Zeit der absoluten Bettlägerigkeit setzten wir eine auf der Unterseite gummierte Unterlage ein, die verhinderte, dass Urin in die Matratze fließen konnte. Ich hätte mich immer gegen einen Katheter für meine Mutter entschieden. Das Katheterlegen bei einer hochbetagten Frau empfinde ich als schamverletzend und sollte meines Erachtens nur durchgeführt werden, wenn es nicht zu umgehen ist. Meine Mutter hat nur in den ersten vier Tagen, in denen sie noch – erst selbständig, dann mit Hilfe – auf den Toilettenstuhl konnte, Urin abgelassen. Dann kam zunächst nichts mehr. Als bei ihr am Abend des elften Tages dieser dunkle, stark riechende Urinabgang war,

---

77 Chabot, Boudewijn/Walther, Christian: *Ausweg am Lebensende*. München 2015 (4. Auflage), S. 71.

78 A. a. O.

haben meine Schwester und ich sie frisch gemacht, das Bett neu bezogen und eine neue Unterlage als Vorsichtsmaßnahme unter das Gesäß gelegt. Wir haben nur dieses Mal eine Unterlage gebraucht. Da wäre für den einen Fall ein Dauerkatheter eher eine Belastung körperlicher und seelischer Art gewesen. So war alles viel unkomplizierter und ohne Pflegepersonal selbst zu bewerkstelligen!

Antidekubitusmatratze

Bei zu langer Liegedauer kann sich ein Druck-Liege-Geschwür (Dekubitus) beim Sterbenden bilden. Am Ende der dreizehn Tage war die Haut am Gesäß meiner Mutter schon stark gerötet, was auf ein kommendes Liegegeschwür hinwies. Sie hatte das Problem, wegen der Schmerzen in den Hüften nur noch auf dem Rücken liegen zu können, so dass sie wirklich die gesamte Zeit in unveränderter Stellung im Bett lag. Bei jedem Waschen und Betten haben wir das Gesäß meiner Mutter eingecremt und ein wenig massiert.

Wenn man aber gern eine Antidekubitusmatratze nutzen möchte, sollte man sich rechtzeitig darum bemühen. Wir sind ohne diese spezielle Matratze ausgekommen. Wenn der Sterbefastende noch herumläuft und nicht ununterbrochen im Bett liegen sollte, dann kann man auch sicherlich darauf verzichten. Uns ist es in der Kürze der Zeit nicht mehr gelungen, eine solche Matratze zu besorgen. Ich muss aber auch gestehen, dass wir erst im Laufe des Sterbeprozesses überhaupt daran gedacht haben, dass es zu einem Dekubitus kommen könnte. Wir waren auf die Situation eben nicht vorbereitet.

Es kommt auch darauf an, welche Person sich zum Sterbefasten entschließt. Ist es ein bereits bettlägeriger, kranker Mensch, der eventuell schon eine entsprechende Matratze besitzt? Ist es ein noch relativ agiler Mensch, der sich auch selbst im Bett noch bewegen und seine Lage immer wieder ändern kann, der erst bei zu großer Schwäche gelagert werden muss? Bei meiner Mutter war die Schwierigkeit, dass sie seit mehreren Jahren wegen der starken Hüftprobleme nachts immer nur noch in Rückenlage schlafen konnte. Eine Umlagerung alle zwei Stunden, die sonst als vorbeugende Maßnahme gegen drohende Liegegeschwüre anzuraten ist, ist bei ihr nicht möglich gewesen.

25 Gelungene Kommunikation

Sie erinnern sich vielleicht, wie meine Mutter und ich zu Beginn über ihren Sterbewunsch kommuniziert haben. Ich habe zwar offen mit ihr über die diversen Möglichkeiten, selbstgewählt sterben zu können, gesprochen, aber ich habe es versäumt, meine Mutter ganz konkret und direkt zu fragen, ob und warum sie diesen Sterbewunsch gerade jetzt verspürt und ob wir nicht alle gemeinsam etwas gegen ihn und für einen „Lebewunsch" unternehmen können. In der Vergangenheit hatte sie diese Frage schon des Öfteren gestellt. Doch auf genaueres Nachfragen war sie immer ausgewichen oder hatte das Thema gewechselt. Nein, es wäre nur so eine Frage, erwiderte sie dann oft. War ich vom Alltag zu abgelenkt gewesen oder spürte ich, dass es diesmal ernster klang, wollte es aber nicht wahrhaben? Wieso habe ich nicht nachgehakt, warum es gerade jetzt sein sollte?

Ich hätte aus meiner heutigen Sicht auf die Geschehnisse von damals anders reagieren müssen. Ich hätte erkennen können und sollen, wie sich das gesamte Verhalten meiner Mutter in den letzten Monaten verändert hatte. Auch meine Schwester und meine Tochter hatten Veränderungen bemerkt. Wir hätten nachfragen und sensibler und achtsamer sein müssen! Hätte, hätte, hätte! Ich kann meine Versäumnisse von damals nicht mehr korrigieren, aber ich kann Sie, liebe Leserinnen und Leser, die Sie sich vielleicht vorgenommen haben, mit Sterbefasten aus dem Leben zu scheiden oder jemanden dabei zu begleiten, darauf hinweisen, dass die gute, offene, empathische Kommunikation besonders wichtig und wertvoll ist für eine gelingende Begleitung.

Gesetzt den Fall, Sie werden mit dem Anliegen eines geliebten Menschen konfrontiert, durch Sterbefasten sterben zu wollen, dann ist es verständlich, dass Sie zuerst einmal entsetzt reagieren werden. Das wäre nicht verwunderlich, nein, es wäre eine natürliche Reaktion. Jedoch sollten Sie vermeiden, Vorwürfe zu machen, Zweifel an seiner Urteilsfähigkeit zu äußern, Zwangsmaßnahmen anzudrohen oder Liebesentzug anzukündigen. Ganz elementar für eine zukünftige Kommunikationsbasis ist das Zuhören und Ernstnehmen.[79, 80, 81, 82] Nur wer sich als Mensch angenommen und zumindest in Ansätzen verstanden fühlt, kann sich seinem Gesprächspartner gegenüber öffnen. Nur dann lassen sich Gefühle, Bedenken, Befürchtungen, Hoffnungen bezüglich des Lebens und des Sterbewunsches äußern. Dann kann man sich auf die Suche nach einer gemeinsamen Lösung machen.

Über eines sollten sich Angehörige im Klaren sein: Jeder weiß für sich selbst, was gut für ihn ist! Die eigenen Vorstellungen dazu, was richtig für den Sterbewilligen ist, müssen sich nicht mit dessen Vorstellungen decken. Welche Hilfen und Unterstützung von außen gegeben werden können, ist ebenso nicht immer offensichtlich. Im Dialog muss herausgearbeitet werden, wie Bedürfnisse, Hoffnungen und Erwartungen mit Unterstützung vom Umfeld getragen werden können.

Da die Kommunikation das A und O bei dieser Sterbeart ist, haben mein Mann und ich eine Homepage[83] eingerich-

---

79 Vgl. Thich Nhat, Hanh: *Achtsam sprechen – achtsam zuhören. Die Kunst der bewussten Kommunikation.* München 2014.

80 Vgl. auch Rust, Serena: *Wenn die Giraffe mit dem Wolf tanzt. Vier Schritte zu einer einfühlsamen Kommunikation.* Burgrain 2007 (3. Auflage).

81 Vgl. auch Rogall-Adam, Renate/Josuks, Hannelore: *Professionelle Kommunikation in Pflege und Management.* Braunschweig 2011 (2., aktual. Auflage).

82 Vgl. auch http://www.carlrogers.de/grundhaltungen-personenzentrierte-gespraechstherapie.html.

83 Siehe www.sterbefasten.com.

tet, mit der wir Sterbewillige und deren Angehörige erreichen wollen. Wir wollen über die medizinischen Fakten informieren, aber auch über die Grundvoraussetzung der unerlässlichen Kommunikation miteinander.

Auch in Telefonaten mit Menschen, die uns über unsere Homepage erreichen und um Rat fragen und Informationen suchen, ist uns eines ganz klar geworden: Die Grundbedingung für gemeinsame Gespräche über Sterbewunsch und Sterbefasten ist zuallererst das ehrliche, offene Akzeptieren dieses Wunsches. Nur so kann man erreichen, dass die Gesprächspartner sich öffnen. Und dabei erscheinen häufig kleine Anzeichen von verbliebenen Lebenswünschen. Nur sind diese Lebenswünsche von den vielfältigsten, als vernichtend empfundenen Belastungen überlagert. Diese Menschen würden sicherlich gerne noch leben, aber nicht so, wie das Leben es ihnen bietet. Die hilfesuchenden Personen, die uns anrufen, empfinden unbeschreiblichen körperlichen und/oder psychischen Leidensdruck, den wir als „Gesunde" nicht nachvollziehen können. Daher weiß ich auch, dass ich es mir nicht anmaßen darf, sie für ihren Entschluss, Sterbefasten zu wollen, zu verurteilen oder zu maßregeln. Ich habe kein Recht dazu. Meine Aufgabe ist es, mich ihren Problemen zu öffnen und sie ernst zu nehmen. Erst wenn das als Grundprämisse geschehen ist, kann und muss ich im Gespräch herausfinden, was sie zu diesem Entschluss gebracht hat. Das bedeutet unter anderem, dass ich mit ihnen bespreche, ob sie alle therapeutischen und medizinischen Möglichkeiten ausgeschöpft haben. Die meisten Menschen haben schon eine jahrelange Odyssee von Therapien und Behandlungen hinter sich, ohne dass ihnen längerfristig geholfen werden konnte. Irgendwann ist der „Lebensakku" leer und nur noch kurzfristig oder gar nicht mehr aufladbar.

Meine Mutter fühlte sich mit ihren 88 Jahren erschöpft und lustlos, jeden Tag mit seinen vielfältigen Einschränkungen zu meistern. Sie war sicherlich des Lebens satt. Sie hatte vieles erreicht, ertragen, erhalten, getan und gegeben. Sie war von zahlreichen Menschen geliebt worden, besaß ein paar Neider, blickte auf eine Ehe mit wunderbaren Höhen und schmerzhaften Tiefen zurück, sie hatte ein frühgeborenes Kind, das einen Tag gelebt hatte, eine Fehlgeburt, drei gesunde Kinder, die ihr Freude und Kummer gebracht haben. Sie war stolze Großmutter von drei Enkelkindern, hatte sich nach dem Tod ihres dominanten, aber liebevollen Ehemanns frei gestrampelt und war selbständig geworden. Im Alter von 83 Jahren zog sie in unsere direkte Nähe, was schon ein erstes, für sie schwerwiegendes Zugeständnis an ihr Alter war, da sie mich somit für jedes Treffen mit ihren Freundinnen bitten musste, sie in den Heimatort zu bringen. Viele weitere Zugeständnisse und damit Einschränkungen folgten, jedes Jahr mehr. Sie schaffte es trotzdem, sich in ihrer neuen Wohnung heimisch zu fühlen. In einer Tagebucheintragung meiner Mutter fand ich die Zeilen: „Lieber Max,[84] dies wird mein letzter Umzug sein, den nächsten Umzug mache ich dann zu dir."

In absehbarer Zeit wäre eine weitere Veränderung von Mamas Wohnsituation wohl unabdingbar geworden, da die körperlichen Gebrechen sich mehrten und verschlimmerten und eine Selbstversorgung immer stärker einschränkten. Das wusste Mama auch und davor hatte sie große Angst. Der einzige Ausweg, der alle Probleme auf einmal lösen würde, war für sie der Tod, der in ihren Augen sowieso bald bevorstand. So wählte sie die einzige Art des Sterbens, die sie selbstverantwortlich und zum größten Teil selbstbestimmt ausführen konnte: den Verzicht auf Essen und Trinken.

Fasste sie nun diesen Entschluss aus einer Lebensmüdigkeit heraus oder war es eher eine Lebenssattheit? Gian

84 Ihr verstorbener Ehemann.

Domenico Borasio hält nicht viel vom Begriff „lebenssatt", da dieser das Leben wie ein konsumierbares Gut beschreibt, an dem man sich irgendwann satt gegessen hat.[85] Der Begriff kann abwertend gebraucht werden: „Ich hab das/dein … satt!" Doch andererseits: Wenn ich mich an einem leckeren Essen satt gegessen habe, hat es wahrscheinlich gut gemundet. Ich habe öfters zugelangt und nun bin ich gesättigt. Es ist genug, ich brauche nichts mehr!

Ich habe in vielen Stunden zusammen mit meinem Mann diesen Begriffen nachgespürt. Während wir unter „lebensmüde" eher an unzufrieden, erschöpft und eine negative Bilanz denken würden, empfinden wir den Begriff „lebenssatt" vielmehr als eine Zufriedenheit, eine Sättigung mit einem positiven Fazit. Der Lebensmüde scheint den ausgeprägten, vielleicht auch depressiven Wunsch nach lang ersehnter Ruhe, Schlaf und Tod zu haben, der Lebenssatte hingegen sucht ein gutes, „reifes" Ende nach genügend Leben. Für mich ist also dieser Begriff im Gegensatz zu „lebensmüde" eher positiv besetzt. Aber auch des Lebens müde zu sein, empfinde ich als verständliche Antwort auf vielfältigste körperliche Gebrechen mit der Aussicht auf weitere Zuspitzung.

In dem Film „Sterbefasten – Freiheit zum Tod" gesteht Marion M. unter Tränen, jeden Tag ihre Entscheidung, sterben zu wollen, erneut zu überprüfen. Ihr Gefühl, das dürfe doch alles nicht wahr sein, gefolgt von dem Entschluss: „Nein, das will ich nicht mehr. Ich bin leidenssatt!" Im Begriff „leidenssatt" spiegelt sich die Ambivalenz der Gefühle; nicht lebenssatt ist sie, denn das Leben sollte doch gerne noch weitergehen, sondern leidenssatt. In *dieser* Form ist ihr Leben für sie nicht mehr lebenswert.

85 Borasio, Gian Domenico: *Selbst bestimmt sterben.* München 2014. S. 197.

Dieses Phänomen, dass der sterbewillige Mensch neben seinem intensiven Wunsch zu sterben auch den verzweifelten Wunsch zu leben in sich spürt, bezeichnet Raymond Voltz, Palliativmediziner an der Universität Köln, als „double awareness“.[86] Mein Mann und ich kennen dies aus diversen Begegnungen mit Sterbenden, und ich meine es auch nachträglich im Verhalten meiner Mutter erkannt zu haben, als sie der Nachbarin von ihrem unerfüllbaren Wunsch, weiterleben zu wollen, erzählte. Diese „double awareness“, die der Sterbewillige in sich trägt, bringt ihn in Gewissenskonflikte, ebenso wie den Begleiter, der diese Ambivalenz der Gefühle sicherlich ebenfalls spüren wird. Dem Begleiter bietet gerade die Tatsache, dass beide Wünsche, zu sterben und zu leben, den Sterbewilligen beschäftigen, aber auch die Chance, ihm Lebensalternativen anzubieten und sie für ihn und mit ihm gemeinsam zu suchen. Auch der Sterbewillige hat beim Sterbefasten in der ersten Phase die Chance (und die Zeit), seinen Plan kritisch zu überdenken und die Möglichkeit der Rückkehr ins Leben. Jedoch obliegt die letztendliche Entscheidung, in welche Richtung die Überlegungen gehen, nur ihm selbst!

Bei unseren Gesprächen mit „Sterbefastenwilligen“ hat schon allein die Tatsache, dass wir diesen Menschen zuhören, sie in ihrer Verzweiflung wahrnehmen und „abholen“, dazu geführt, dass sie sich alle entschlossen haben, doch zunächst noch etwas bisher Unversuchtes zu probieren, bevor sie diesen letzten Schritt einleiten. Das Wissen um die Möglichkeit, im absoluten „Notfall“ seinem Leben durch das selbstbestimmte Sterben mit Sterbefasten ein Ende setzen zu können, einen Rettungsanker auswerfen zu können, wird für diese Menschen zur „Lebensversicherung“ und nicht zur „Sterbeversicherung“.

---

86 Prof. Dr. Raymond Voltz, Palliativmediziner an der Universität Köln. MCC-Fachkonferenz. In: *Rheinisches Ärzteblatt.* 3/2014, S. 15–16.

Erwähnen möchte ich in diesem Zusammenhang auch, dass es nicht unbedingt der sterbewillige Erkrankte ist, der bisher nicht alles versucht hat, um aus seinem Lebenstief herauszukommen. Es sind immer wieder auch die Ärzte und Therapeuten, die nach jahrelanger Therapie nur noch lustlos „herumdoktern“ und die erst die Drohung des Patienten brauchen, der ihnen unmissverständlich seinen Sterbewunsch signalisiert, um doch noch kreativ und einfühlsam über Alternativen nachzudenken und eventuell bisher Unversuchtes in die Wege zu leiten.[87]

Um es noch einmal zu wiederholen: Offenes, empathisches Zuhören gehört zur Grundvoraussetzung, um eine gelungene Kommunikation über das angestrebte Lebensende zu erreichen. Als Begleiter sollten Sie den Entschluss des Sterbewilligen aufnehmen, ohne ihn sofort zu bewerten und zu verurteilen. Jeder sollte sich im Klaren sein, dass die ersten unwillkürlichen inneren Reaktionen und Bewertungen wenig mit dem Sterbewilligen selbst zu tun haben, sondern sie zunächst unsere eigenen Erwartungen und Ängste widerspiegeln.

Bleiben Sie in der Situation ruhig, um erst einmal die Beweggründe des Sterbewilligen verstehen zu können. Aber auch an die Sterbewilligen richtet sich mein Appell: Sie sollten frühzeitig das Gespräch über Ihren inneren Leidensdruck mit den ihnen nahestehenden Menschen suchen, über Ängste,

87 Dieser Aspekt wurde uns dank einer Frau, die seit 30 Jahren an einer schweren Zwangserkrankung leidet, klar. Erst ihr Wunsch eine Freiverantwortlichkeits-Erklärung von ihrem Psychiater für ein geplantes Sterbefasten zu erhalten, veranlasste den Psychiater, nach Jahren der Stagnation in der Therapie initiativ für neue Behandlungswege zu werden.

Wünsche und Probleme sprechen und nicht die unvorbereiteten Angehörigen mit einem völlig unumstößlichen Sterbewunsch überfallen. Das kann nur zu Konfrontation und Verhärtung der Kommunikation führen.

Mehrere Sterbewillige, mit denen wir in Kontakt sind und waren, haben bisher ihre Kinder mit ihrem Sterbewunsch „verschont", um sie nicht zu belasten. Aber was ist das für eine Entlastung, wenn das Ende ja dennoch, unausweichlich und unerbittlich, nur für die Angehörigen umso plötzlicher kommen wird. Wie sollen sie den Weg zum Sterbenden finden, wenn sie vorher völlig aus der Kommunikation über dieses Thema herausgehalten wurden? Eine Frage der Sterbewilligen an uns ist dann häufig: „Meine Familie weiß nichts davon, dass ich Sterbefasten machen will. Kennen Sie jemanden, der mich dabei begleiten würde?" Aber wer soll das sein? Wer verbringt, sagen wir, vierzehn Tage und Nächte an der Seite eines Sterbenden, um ihm liebevolle Handreichungen zu geben? Angenommen, ein Freund würde die Begleitung machen, so bliebe doch in dieser letzten so wichtigen Zeit des Lebens die Verabschiedung von den eigenen Kindern immer als traurige, belastende, unerfüllte Gedanken beim Sterbenden. Wenn Sie die Kinder nicht mit einbeziehen, sie gar nicht von Ihrem Vorhaben wissen lassen und es heimlich ausführen, dann unterscheidet sich dieser Sterbeentschluss aus der Sicht der Kinder nicht von einem „normalen Suizid".

Wenn sich die Gesprächssituation zwischen allen Beteiligten verhärten sollte oder der Sterbewillige nicht die Kraft mehr hat, ein klärendes Gespräch zu führen, dann sollte er einen Mediator, einen vermittelnden Fürsprecher suchen, der eventuell doch noch für eine offene Kommunikation sorgen kann. Auch hier gilt: Die beste Vorbeugung ist, schon im Alltag immer wieder das Gespräch mit allen Angehörigen und Freunden zu suchen und die Themen Tod, Sterben, Umgang mit Krankheit, Selbstbestimmung am Lebensende zum normalen Gesprächsthema zu machen. In gesunden Zeiten immer wieder über diese Themen sprechen – dann ist eine stressarme Gesprächsführung möglich und „für den Notfall" einübbar.

Wenn Sie es schaffen, mit den Menschen, die Sie sich als Begleiter im Sterben wünschen, ins Gespräch zu kommen, und sich schlussendlich dazu entschließen, dann ist es gerade das Sterbefasten, das in meinen Augen viele positiv nutzbare Aspekte mit sich bringt, um den Sterbeprozess und das Abschiednehmen wertvoll für alle zu gestalten. Sie könnten im Idealfall den Termin für den Beginn des Sterbefastens gemeinsam planen und festlegen und alle Vorbereitungen, die nötig sind, zusammen treffen. Dazu gehört auch, dass die Begleiter sich eventuell Urlaub nehmen oder mit mehreren gemeinsam einen Anwesenheitsplan aufstellen können. Ferner bleibt Zeit, das Gespräch mit dem Hausarzt, ebenso wie mit einem Pflegedienst zu suchen, um Anleitung für die Mundpflege zu erhalten. Sie können Ängste besprechen und in den vielen gemeinsamen Stunden haben Sie Zeit für alles, von dem Sie jetzt vielleicht noch nicht einmal wissen, dass es wichtig ist zu sagen oder zu tun.

26 Anregungen für die verbleibende Zeit

Kennen Sie noch eine andere Form des selbstbestimmten Sterbens, bei der ein paar Tage Bedenkzeit bestehen, um es sich doch noch einmal anders zu überlegen und ins Leben zurückzukehren? Mir ist jedenfalls keine bekannt. Wenn Sie erst einmal vor dem Zug stehen, bleibt kaum Zeit, oder wenn Sie den Strick um den Hals haben, können Sie da noch ruhig nachdenken? Aber beim Sterbefasten haben Sie als Fastender Zeit, in aller Ruhe nachzudenken: „Will ich wirklich Schluss machen, soll ich nicht doch zurück an den Tisch zu meinen Kindern? Der Kaffee riecht so verlockend!" Es bleiben dem Sterbewilligen ein paar Tage,[88] bis die Niere und dann später die Leber solch einen Schaden genommen haben, dass der lädierte Körper den Entschluss zu sterben unwiderruflich macht. Von diesem Zeitpunkt an würde eine Nierenschädigung nur noch mit Dialyse und Intensivmedizin behoben werden können, eventuell mit irreparablen Folgeschädigungen. Aber diese Bedenktage kann der Sterbewillige zum Nachdenken, Grübeln, Abschiednehmen und Bedanken nutzen, kann entschlossen seinen Weg zu Ende gehen oder sagen: „Ach, ich warte doch noch ein Weilchen." Auch als Angehöriger haben Sie Zeit. Jetzt ist der Moment, dem geliebten Menschen noch Lebensalternativen anzubieten, sich selbst mit dem baldigen Abschied vertraut zu machen und alle Vorbereitungen für die zweite, kurze Sterbephase zu treffen, in der der Sterbende

88 Meine Mutter hatte bis auf die letzten drei, vier Tage die Stirn immer in „Grübel-Falten" gelegt. Sie sprach nicht darüber, dass sie grübelte, aber in der letzten Phase war ihre glatte „Grübel-Falten-freie" Stirn richtig auffällig.

häufige (Mund-)Pflege und ständigen Beistand braucht. Vielleicht ist vorher noch eine Schuld zu begleichen oder Dank auszudrücken? Nicht nur für den Fall, dass der bisher Sterbewillige plötzlich wieder Lust aufs Leben verspürt, sollten Sie Ihren positiven Gefühlen Ausdruck verleihen, ihn aber nicht mit Vorwürfen eindecken.

Ich möchte Ihnen einige Ideen und Anregungen geben, womit Sie die verbleibende Zeit gut nutzen könnten. Sie werden auf die meisten sicherlich auch ohne meine Aufzählung kommen. Jedoch weiß ich aus meinen Begleitungen, dass viele Angehörige glücklich waren, dass ich ihnen so manche Idee bot, da sie unter dem Stress oft nur Leere im Kopf spürten. Denn die Situation führt natürlich trotz aller Vorbereitung zu Stress. Aber bei guter Kommunikation und Empathie auf beiden Seiten ist es hauptsächlich Eustress, ein gesunder, förderlicher Stress, keiner, der krank macht.

Je liebevoller und zugewandter Sie die gemeinsam verbleibende Zeit gestalten, umso weniger Angst oder Unruhezustände können entstehen. Das ist die beste Methode, damit der Sterbende selten Beruhigungs-, Schlaf- oder angstlösende Arzneimittel verlangen wird. Er wird immer wieder Pausen brauchen, um aus Erschöpfung zu schlafen. Das wiederum wird auch Ihnen gut tun, da auch Sie wieder zur Ruhe kommen können oder doch noch Zeit finden, Drängendes zu erledigen.

Wenn der Sterbefastende nicht schon bettlägerig ist, sondern sich, wie meine Mutter, noch „auf den Beinen" hält, könnten Sie über das Erfüllen eines oder mehrerer letzter Wünsche gemeinsam nachdenken. Wie wäre es, noch einmal gemeinsam das Meer zu sehen, ein Puppen- oder Theaterspiel zu besuchen, einmal im Kaiserwagen in der Schwebebahn zu fahren oder ein letztes Mal im Freien zu übernachten und die Sterne anzuschauen? Das alles hängt von Ihrer Fantasie und dem Krankheitszustand des Sterbewilligen ab. Natürlich könnten alle Beteiligten erfüllbare letzte Wünsche äußern!

Wie wäre es, wenn Sie eine „Lebensabschiedsfeier" planen würden? Sie bitten einfach alle Verwandten und Freunde, noch einmal dem Sterbewilligen Lebewohl zu sagen. Wäre es meine Abschiedsfeier, würde ich allen anbieten, dass sie dafür nicht zur Beerdigung zu kommen brauchen. Ist es nicht eine schöne Idee, sich noch einmal persönlich verabschieden zu können? Das würde sicherlich eine spannende Begegnung, obwohl immer mit Unverständnis einzelner zu rechnen ist. Trotzdem würden Sie so allen die Möglichkeit bieten, Fragen zu stellen und den Entschluss verstehen zu lernen. Sie könnten zu Beginn der Feier jemanden aus der Familie eine Erklärung abgeben lassen, damit nicht jeder immer wieder mit den gleichen Fragen ankommt. Bedenken Sie, dass der Sterbewillige die Gäste nicht im Anzug empfangen muss.

Bitten Sie doch die Gäste schon bei der Einladung, mit drei Wünschen oder Ideen für den Sterbewilligen im „Handgepäck" anzureisen: Der erste Wunsch sagt, warum der Gast den Sterbewilligen noch gern länger an seiner Seite hätte. Der zweite Wunsch: Ein Angebot des Gastes an seinen sterbewilligen Freund darüber, was er bereit wäre zu tun, wenn der Sterbefastende sich für das Leben entschiede. Der dritte Wunsch: Was er dem Sterbewilligen für seine Reise wünscht, wenn er bei seinem Entschluss bleibt. So würde dem Sterbefastenden noch einmal die Chance geboten, auf die Wünsche einzugehen, sich umzuentscheiden, aber auch – wie bei einer Mutprobe – sich zu behaupten. Der Sterbewillige müsste seinen Entschluss sozusagen beweiskräftig, trotz aller liebevollen Argumente durchhalten – aber auch die anwesenden Gäste hätten die Chance, den freiwillig gewählten Entschluss zu verstehen und vielleicht sogar zu akzeptieren. Und was wäre das für eine Feier, wenn der Sterbewillige seinen Entschluss angesichts aller Freunde plötzlich fallen lassen würde!

Ich muss gestehen, dass ich mich noch gut erinnere an das seltsame, unwirkliche Gefühl, als meine Mutter tot war und ich keine Eltern mehr hatte. Ich stellte zu meinem Erstaunen fest, dass ich nun Waise war. Und es war ein neues, anderes, verunsicherndes Gefühl. Jetzt war ich wirklich erwachsen – mit 57 Jahren! Ich war es ja schon vorher, aber jetzt war es sozusagen amtlich. Ob Sie das auch so empfinden werden?

Nach dem Tod meiner Mutter fand ich beim Durchstöbern ihrer Sachen und beim Ausräumen ihrer Wohnung einige alte Briefe und Bilder, zu denen ich noch so viele Fragen gehabt hätte. Aber mittlerweile ist niemand von der alten Generation mehr da. Niemand, der noch Kenntnis von der alten Heimat, von der Familiengeschichte hat und den ich fragen könnte!

Wissen Sie vieles aus der Jugend Ihrer Mutter? Wer war die erste große Liebe Ihres Vaters? Auf welchem Friedhof in Frankreich liegt der gefallene Bruder Ihres Großvaters? Was ist mit Ihrem früh verstorbenen Geschwisterchen passiert? Diese Fragen erscheinen Ihnen vielleicht im Moment belanglos. Aber ich weiß aus vielen Begleitungen und aus meiner eigenen Geschichte, dass es noch viele Fragen gibt, auf die keine Antworten mehr gegeben werden können. Und manchmal bleiben quälende Fragezeichen. Fragen Sie, schauen Sie gemeinsam Fotoalben an. Tauchen Sie mit dem Sterbewilligen noch einmal ein in dessen Vergangenheit.

Fordern Sie Ihren sterbewilligen Verwandten auf, Briefe an Freunde zu schreiben, sich zu erklären und zu verabschieden. Oder lassen Sie sich die Briefe diktieren. Der Sterbende kann vielleicht noch etwas auf Band sprechen oder ein Lieblingslied aufnehmen, damit die Stimme für die Enkel erhalten bleibt.

Verteilen Sie als Sterbewilliger Ihren Schmuck und persönliche Wertgegenstände oder fertigen Sie eine Liste an, wer was erhalten soll. Schreiben Sie dem Begleiter eine Widmung in Ihr Lieblingsbuch. Diktieren Sie ihr geistiges Vermächtnis oder schreiben Sie es auf. Möchten Sie spirituelle Begleitung? Sollte ein Lehrer des christlichen oder eines anderen Glaubens Sie im Sterben begleiten? Wünschen Sie Gebete, gemeinsame Meditation, Vorlesen heiliger Texte oder besondere Rituale? Möchten Sie im Sterbeprozess - auch wenn Sie nicht mehr ansprechbar sind - bestimmte Lieder oder unterstützende Gebete oder Mantren hören? Was möchten Sie nicht? Was soll mit Ihrem Leichnam passieren? Wo und wie möchten Sie beerdigt werden? Welche Wünsche haben Sie für Ihre Trauerfeier und für Ihr Begräbnis? Möchten Sie etwas spenden? Wenn ja, wofür?

Sie können noch Dinge regeln, ein Testament machen, im Abschied das Loslassen üben. In dem Buch *Geborgen im Grenzenlosen* von Lisa Freund, einer buddhistischen Sterbebegleiterin,[89] geht diese ausführlich auf jenen Prozess ein. Ich erwähne gern dieses Buch, da die Autorin eine erfahrene buddhistische Lehrerin ist. Sie betont, dass im Leben alles ungewiss sei. Es könnten trotz aller Planung immer wieder Unwägbarkeiten im Ablauf dazwischenkommen, die alles „über den Haufen werfen". Der Mensch solle ruhig den Sterbeprozess planen, „etwas regeln und die Anhaftung an das Ergebnis aufgeben – das ist angesichts des Todes eine hohe Kunst".[90]

Als Sterbender können Sie überlegen: Weshalb hänge ich an bestimmten Dingen, wieso will ich sie nicht hergeben?

---

89 Lisa Freund: *Geborgen im Grenzenlosen.* München 2012.

90 Lisa Freund: Abschied nehmen und die letzten Dinge regeln. In: *Abschied. Buddhismus aktuell.* 4/2014, S. 31.

Wie fühlt es sich an, etwas doch loszulassen? Was geschieht dann mit und in mir? „Beobachten Sie Ihre Gedanken, Gefühle, Wahrnehmungen mit heiterer Gelassenheit, ohne zu werten."[91] Versuchen Sie, Ihren inneren Frieden mit sich zu machen, indem Sie großzügig sind. Sie werden merken, wie entlastend es sein kann, sich bewusst von irdischen Gütern zu trennen. Sie werden all diese Dinge nicht mehr brauchen.

Bei allen Verfügungen sollten Sie immer, zumindest innerlich, einen letzten Satz hinzufügen: „Es ist auch in Ordnung, wenn die Dinge anders geschehen." Freund schreibt: „Sobald Sie alle Ihre Verfügungen verfasst haben, lassen Sie diese innerlich los. Packen Sie alles in eine Seifenblase, die sanft in einen strahlend blauen Himmel hineinschmilzt und sich entleert. Denn es ist natürlich eine Illusion, wenn wir glauben, mit den Vollmachten die Unsicherheit des Lebens und die Unberechenbarkeit des Todes in den Griff zu bekommen. In jedem Fall ist der Prozess der inneren Auseinandersetzung mit Sterben und Tod rund um diese Verfügungen wertvoll. So können wir Vermeidungsstrategien und Verdrängung aushebeln. Das gibt Kraft."[92]

Nutzen Sie die Zeit zum Nachdenken, über das Leben, die eigenen Fehler und persönlichen Vorzüge. Sprechen Sie noch zu klärende Dinge an, entschuldigen Sie sich, bedanken Sie sich und vergessen Sie nicht, den anderen Ihre Liebe auszusprechen.

---

91 A. a. O., S. 29.

92 A. a. O., S. 32.

27 Suizid?

Im Gegensatz zum natürlichen Sterbeakt zählt der Suizid juristisch als „unnatürlicher“ Tod, da der Mensch eine „vorsätzliche Auslöschung des eigenen Lebens“[93] vornimmt. Daneben ist der Suizidversuch eine Handlung ohne tödlichen Ausgang, „die ohne den Eingriff anderer eine Selbstbeschädigung bewirken würde“.[94]

Ich möchte hier nur ganz kurz auf die verschiedenen Begriffe für einen selbstgewählten Tod eingehen, über die die deutsche Sprache verfügt: Selbstmord, Freitod, Selbsttötung, Suizid. Der Begriff Selbstmord besagt, dass es sich um Mord handelt, also um eine grausame Art der Schädigung, des vorsätzlichen Vernichtens, das bestraft werden muss. Diesen Begriff finde ich nur noch im Zusammenhang mit „Selbstmordattentäter“ angebracht.

Im Begriff Freitod meine ich eine Art von Verklärung, einen Aspekt der „Heldenhaftigkeit“ zu spüren.[95] Eher würde ich den Begriff „freiwilliger Tod“ nutzen, aber kann man von freiem Willen sprechen, wenn die sich häufenden Beschwerden, die kaum mehr Lebensqualität spüren lassen, den Menschen zur Selbstaufgabe oder sogar zum Selbsttöten zu zwingen scheinen? Gibt es überhaupt einen Freitod?

Das Wort Suizid, das man mit „Selbsttötung“ übersetzen kann, trifft wohl am ehesten die Todesart meiner Mutter, da in diesen Begriffen dem Umstand Rechnung getragen wird, „daß jemand nicht auf natürliche Weise oder durch einen

---

93 http://www.duden.de/rechtschreibung/Selbstmord. (Stand 25.07.2016).

94 A. a. O.

95 Vgl. Delhey, Martin: *Zum Verständnis der Selbsttötung im Buddhismus.* Göttingen 2005, S. 147.

unglücklichen Zufall zu Tode kommt".[96] Wird in dem Begriff Selbsttötung suggeriert, wie dieser Vorgang ethisch zu bewerten ist? Ist es nicht schon eine ethische, moralische Wertung, wenn das Wort „töten" gebraucht wird? Trotzdem scheint mir das Wort Suizid der wertneutralste Ausdruck für diese Art des Sterbens zu sein.

Damit Sie eine Vorstellung haben, wie viele Menschen an Sterbefasten versterben, kann ich leider nur offizielle Zahlen aus den Niederlanden nennen. Hier waren es im Jahr 2010 circa 2 800 Menschen, die durch Sterbefasten gestorben sind.[97] In Deutschland gibt es noch keine offiziellen Zahlen, da diese Todesart bisher als wirkungsvolle, würdige Methode noch gar nicht ins allgemeine Gedankengut vorgedrungen ist. Aber es gibt sicherlich eine Dunkelziffer, das heißt anderen Todesursachen zugeordnete „Sterbefasten-Suizide". Dass ein Sterbender nichts mehr essen will und im Sterbeprozess auch das Trinken ganz oder fast einstellt, geschieht sicher nicht selten, aber bisher eher nebenbei und unbeachtet.

Im ICD-10, der internationalen statistischen Klassifikation der „Krankheiten und verwandter Gesundheitsprobleme"[98] durch die WHO, erhält jede Krankheit und auch jedes Sterben einen Zahlenschlüssel (unter anderem für die Krankenkassen). So ist anhand der vom Notarzt eingegebenen Nummer auf dem Totenschein zu erkennen, ob der Suizident eine harte beziehungsweise weiche Methode angewandt hat. Unter weichen Methoden wird die Einnahme von Medikamenten – wie Antirheumatika, Antidepressiva –, Alkohol, Kohlenmonoxyd

96 Vgl. a. a. O., S. 148.

97 Chabot, Boudewijn/Braam, Stella: *Uitweg*. Amsterdam 2012, S. 29.

98 Vgl. https://www.dimdi.de/static/de/klassi/icd-10-who/ (Stand: 21.02.2016).

oder Schädlingsbekämpfungsmitteln verstanden, während mit harten Methoden beispielsweise Erschießen, Erhängen, Sturz von großer Höhe, Autounfall und Zusammenstoß etwa mit einem Zug gemeint sind.[99]

In Deutschland gab es nach offiziellen Angaben im Zeitraum zwischen 1990 und 2014 mehr als 280 000 Suizidsterbefälle. Demnach sind 1,4 Prozent aller Sterbefälle in diesem Zeitraum auf eine freiwillige Selbsttötung zurückzuführen. Männer weisen eine deutlich höhere Suizidsterblichkeit als Frauen auf und bringen sich etwa dreimal häufiger selbst ums Leben. Auch mit dem Alter nehmen die Suizidsterberaten deutlich zu: Bei Personen ab 60 Jahren sind Suizide bis zu viermal häufiger als im Erwerbsalter - pro Tag gibt es den aktuellsten Zahlen zufolge demnach durchschnittlich zwölf Selbsttötungen in dieser Altersgruppe.[100, 101] Dabei gilt es zu berücksichtigen, dass die Dunkelziffer bei diesen offiziellen Zahlen enorm sein dürfte.[102]

Suizide ereignen sich mitten unter uns - häufig in Wohnungen, Kellern, Garagen oder auf Dachböden direkt in unserer Nachbarschaft. Diese Menschen haben oft nicht einmal besonders zurückgezogen gelebt. Viele von ihnen hatten vorher noch Kontakt zu ihren Nachbarn oder waren kurz vor ihrer Selbsttötung sogar noch beim Hausarzt. Gerade bei alten Menschen lassen sich suizidale Tendenzen oft schwer erkennen. Sie sprechen nicht über ihre Probleme. Sie sind in

---

99 Vgl. Bignion, Claudia: *Fehler, Frust, Freitod: Analyse einer Notärztin.* Radolfzell 2015, S. 15 ff.

100 Datenquelle: Eigene Berechnung auf Basis der Gesundheitsberichterstattung des Bundes: Todesursachenstatistiken (www.gbe-bund.de).

101 Vgl. auch Rübenach, Stefan P.: *Todesursache Suizid.* Statistisches Bundesamt, Wiesbaden 2007, S. 7.

102 Wehr, Manuela: *Suizid im Alter.* Bamberg 2007, S. 35.

einer Zeit aufgewachsen, in der man diese nicht „an die große Glocke hing“. Und es sind viele Männer unter den sterbewilligen Alten. Sie reden nicht gerne über ihre finanziellen Probleme, über körperliche Unzulänglichkeiten, über ihre Einsamkeit und ihre Zukunftsängste, eventuell ein Pflegefall werden zu können. Viele von ihnen leiden unter unverarbeiteten Kriegserlebnissen.

Bezüglich der vielen erschütternden Suizide Jugendlicher möchte ich nicht versäumen zu erwähnen, dass für diese alles Erdenkliche getan werden muss, um die Zahl der Suizidenten so gering wie möglich zu halten. Nichts sollte bei dieser Altersgruppe unversucht bleiben. Sie haben ihr Leben noch vor sich, alles kann sich für sie noch wandeln. Doch was lässt sich bei hochbetagten Menschen noch anbieten, ändern, verbessern? Welche Möglichkeiten hat die Medizin noch, wenn die Medikamente schon gut eingestellt sind? Mit wem sollen sie sprechen, mit wem wollen sie sprechen, um den Lebenssinn wiederzufinden, wenn die Familie das nicht kann? Psychotherapie – sicherlich ist das für manch einen alten Menschen noch eine Möglichkeit. Aber beispielsweise hatte meine Mutter keine psychischen Probleme, außer dass sie das Leben mit ihren Möglichkeiten ausgekostet hatte. Und mehr wollte sie nicht. Und welche Psychotherapie? Haben Sie schon einmal versucht, einen Termin beim Psychotherapeuten zu bekommen? Bei vielen beträgt die Wartezeit fast ein Jahr – dann wäre meine Mutter schon fast 90 Jahre alt gewesen. Das war also keine Option und ist es bei vielen anderen Hochbetagten ebenfalls nicht.

Wie in allen Altersgruppen wählen auch viele ältere Menschen sogenannte harte Suizidmethoden.[103] Ich möchte hier zwei Beispiele anführen. Das erste Beispiel schildert die Eindrücke der Tochter eines Lokführers, der einen Suizidenten überrollt hat.

> *„Der Tod eines Menschen ist schmerzlich für alle Hinterbliebenen. (…) Eine Person, die Suizid auf Gleisen begeht, macht jedoch seine Probleme zu denen anderer. Zu denen des Lokführers, der vielen Personen, die aufräumen und aufklären sowie deren Familien.*
> *Bei allem Bedauern, das man für die Angehörigen empfindet, fühle ich Wut. Wut darüber, dass dieser lebensmüde (…) Mann meinen Vater ‚auserkoren' hat, ohne dass er eine Wahl gehabt hätte. Wut darüber, dass mein Vater ab sofort damit klarkommen muss, dass er einen Menschen überfahren hat, ohne dass er eine Wahl gehabt hätte. Wut darüber, was meine Familie in der Sorge um meinen Vater durchleben muss. Ein eigentlich lebenslustiger und sportlich ehrgeiziger Mann, der hoffentlich bald wieder eine Lok fahren kann. Auch an der Stelle vorbei, die ihn so sehr geprägt hat.*
> *Jeder dritte betroffene Lokführer jedoch führt hinterher seinen Beruf nie wieder aus … Ich kann nur hoffen, dass die Hinterbliebenen davon absehen, ein Kreuz an dieser Stelle aufzustellen, um an den Verstorbenen zu erinnern, wie es auf den Grünstreifen Deutschlands Straßen üblich ist. Klingt das egoistisch? Ja, vielleicht. Aber warum sollen*

---

103 Rübenach, Stefan P.: *Todesursache Suizid.* Statistisches Bundesamt, Wiesbaden 2007, S. 7.

sich die unfreiwillig Beteiligten nicht auch mal äußern dürfen ...?"[104]

Dieses erste Beispiel zeigt die weitreichenden Folgen nicht nur für den Suizidenten, sondern auch für die Angehörigen, die eventuell die körperlichen Überreste identifizieren müssen, für den Lokführer, dessen Familie, die Feuerwehr, die herbeigerufenen Rettungskräfte, die Polizei und die Streckenposten; für alle ist das ein traumatisierendes Ereignis. In diesem Fall missbraucht der Suizident den Lokführer regelrecht für seine Selbsttötung, um eine Sterbensart ausführen zu können, die mit Sicherheit innerhalb von Sekunden zum Tod führt.

Das zweite Beispiel beschreibt in Kürze, wie eine hochbetagte Patientin meines Mannes von ihrer Nichte tot im Bett aufgefunden wurde: Eine alte Dame hatte Suizid begangen, indem sie sich zusammengeknüllte Taschentücher, dazu Apfel- und Bananenstücke in Mund und Rachen stopfte. Die Obduktion zeigte, dass die Atemwege der Frau fast vollständig verlegt waren, in Höhe des Kehlkopfes steckte zudem ein Apfelschnitz im Hals.[105] Die Seniorin war bettlägerig und die einzige Waffe, die sie in Reichweite hatte, war das ihr fürsorglich hingestellte Obst. Was für ein schlimmer Todeskampf da stattgefunden hat, mag ich mir kaum ausmalen. Die Leiche so vorzufinden, ist für Hinterbliebene erschütternd. Welche Methode zur Selbsttötung auch gewählt wird, sie bereitet anderen Personen Leid und ist häufig nicht einmal mit Sicherheit zielführend, sondern kann bei „Misserfolg" zu staatlich verordneter Betreuung (Pflegeheim oder Psychiatrie) oder Behinderung (etwa nach Kopfschuss oder Tabletteneinnahme)

---

104 http://www.lr-online.de/regionen/herzberg/Suizid-ndash-und-wer-denkt-an-den-Lokfuehrer;art1056, 3893470 (Stand: 24.01.2016).

105 Bericht meines Mannes.

führen. Es bleiben bei diesen Formen des selbstbestimmten Sterbens zum Teil schwer traumatisierte Menschen zurück, viele offene Fragen und tiefe Betroffenheit. Ich glaube, wenn das Sterbefasten bekannter wäre, würden sich viele zu dieser – immerhin würdigen – Methode, aus dem Leben zu scheiden, entschließen.

Heute bieten die medizinischen und technischen Möglichkeiten den Menschen eine „Lebensverlängerung und die gleichzeitige Erhöhung der Erwartungen bezüglich der Lebensqualität, was immer häufiger zu psycho-sozialen Leidenssituationen führen" wird, denn „die Verfallsphase wird durch den medizinischen Fortschritt nur hinausgeschoben".[106] Wir leben besser als früher, länger als früher, unsere Erwartungen steigen ständig, was das Bild unserer Gesellschaft widerspiegelt: immer mehr, weiter, höher, immer schneller, jederzeit, sofort, überall, so oft man will, immer aktiver, immer vitaler. Verzichten, sich einschränken, reduzieren wird von vielen als eine Gefahr für die individuelle Freiheit verstanden, als eine Einschränkung der Persönlichkeitsrechte, auf jeden Fall als Verminderung der Lebensqualität. Und dann wählt da jemand freiwillig, nichts mehr zu essen und zu trinken?

Wenn die 97-jährige Patientin, die im Heim lebt, beim turnusmäßigen Hausbesuch jedes Mal einfordert: „Herr Doktor, ich möchte, dass sie alles daran setzen, dass es mir besser geht, damit ich wieder ...! Können Sie nicht ...? Ich verlange ...! Ich will aber noch ...!" Ist diese Frau geistig klarer als meine Mutter, die sagt: „Ich möchte nichts mehr"? Warum gehen wir so unterschiedlich mit diesen beiden Lebenseinstellungen um?

Ich habe in den letzten sechs Jahren viel darüber nachgedacht. Zu Beginn meiner Trauer habe ich versucht, die

106 Feldmann, Klaus: *Tod und Gesellschaft*. Wiesbaden 2010, S. 208.

Sterbeart meiner Mutter zu rechtfertigen. Ich fühlte mich von Menschen, Zeitungsartikeln und Pressehinweisen genötigt, mich und das Verhalten meiner Mutter zu rechtfertigen, fühlte mich regelrecht in einer Verteidigungshaltung, einer Art Beweislast. Heute kann ich hingegen fast souverän mit all den Argumenten zurechtkommen, die die Sterbemethode meiner Mutter in Frage stellen. Ich meine nicht mehr, von einigen Mitmenschen unausgesprochene Vorwürfe zu spüren, nicht alles für meine Mutter getan zu haben. Jetzt weiß ich, dass ich es selbst bin, die sich diese Vorwürfe gemacht hat. Doch mir ist nun klar, dass ich ihr durch meine Unterstützung so viel gegeben habe, wie ich konnte und wie dies notwendig war.

Und bei all meinen Recherchen rund um das Thema Suizid und seine gesellschaftliche Anerkennung meine ich, viel mehr Formen von gesellschaftlich akzeptierten Suizidformen entdeckt zu haben. Etwa wenn ein Krebskranker die weitere Behandlung ablehnt, mit dem Wissen, dass er damit seinen Tod beschleunigt. Oder der Dialysepflichtige, der einen Behandlungsabbruch wünscht. Oder auch die Patientenverfügung: Wenn ich in ihr für den Fall meiner irreversiblen Bewusstlosigkeit das Abstellen aller Apparate, das Einstellen von Ernährung und Flüssigkeit verlange, verfüge ich da nicht auch mein „vorzeitiges“ Sterben? Ist das nicht auch eine potenzielle, vorrausschauende Suiziderklärung? In der Palliativmedizin wird ein Ablehnen der Behandlung nicht als Suizid, sondern als Behandlungsabbruch gewertet. Er wird auf Wunsch des Patienten von Ärzten ausgeführt und meist von palliativ ausgebildeten Ärzten begleitet. All das ist ohne Freiverantwortlichkeitserklärung möglich!

Es ist eine vorher diagnostizierte schwere körperliche Erkrankung, die den Unterschied zum Sterbefasten meiner Mutter ausmacht. Und es braucht einen Arzt, um den

Behandlungsabbruch auszuführen, während beim Sterbefasten der Sterbewillige einfach nur verzichtet. Warum soll Sterbefasten etwas anderes, etwas Unnatürliches sein?

Was ist überhaupt ein natürlicher Tod? Für mich spielte diese Frage zum Zeitpunkt der Begleitung meiner Mutter keine Rolle. Ihr Sterbeprozess verlief so, wie ich ihn von anderen Sterbenden kannte. Die Unterschiede waren der selbstgewählte Sterbeprozessbeginn und die gute Laune meiner Mutter. Wichtig wurde diese Frage erst, als meine Mutter verstarb, und wir überlegten, welchen Arzt wir zum Ausstellen des Totenscheines anrufen wollten. Was würde ein herbeigerufener Arzt auf dem Totenschein als Todesursache notieren? Wo würde er sein Kreuzchen machen? Bei „natürlicher Tod", „nicht natürlicher Tod" oder bei „Todesursache unbekannt"? Beim Ankreuzen des ersten würde alles seinen gewohnten Gang gehen: Bestatter anrufen, Sarg aussuchen etc. Hingegen würde der Arzt bei „nicht natürlicher Tod" oder sogar „Tod ungeklärter Ursache" die Polizei informieren müssen, die wiederum den Leichnam beschlagnahmen würde. Dann würde die Staatsanwaltschaft entscheiden, ob es im öffentlichen Interesse wäre, den Fall genauer zu untersuchen und eventuell eine Obduktion zu veranlassen.

Sie können sich vorstellen, was das für Angehörige bedeuten kann. Das friedliche Sterben würde entweiht, da sich die Familie nicht mehr in Frieden verabschieden kann. Der Leichnam würde aus dem Hause entfernt, damit etwaige Beweise nicht vernichtet werden könnten. Eine ruhige, angemessene Verabschiedung und baldige Beerdigung wäre unmöglich. Die unumgängliche Befragung durch die Polizei in einem solchen Fall würde den Trauerprozess zusätzlich stören, wenn nicht sogar manche Angehörige und Begleiter traumatisieren.

Hätte der gerufene Arzt in unserem Fall den Tod meiner Mutter als einen „nicht natürlichen Tod“ eingestuft und dann dies auch schriftlich im Totenschein festgehalten, wäre mir das Sterben meiner Mutter nicht in derart schöner, harmonischer Erinnerung geblieben. Ich hatte Glück, einen verständnisvollen Arzt zu haben. Sie können nun einwerfen, dass dieses Glück nicht jeder haben kann. Aber ich glaube, dass es viel mehr solcher Ärzte gibt, besonders unter den älteren, erfahrenen, die auch alte Eltern haben und viele hochbetagte Patienten kennen. Diesen Ärzten ist die Problematik des Sterben-Wollens bekannt und vertraut. [107]

Rein juristisch gesehen ist das Sterbefasten wohl ein Suizid wie jeder andere, da der betroffene Mensch seinen Todeszeitpunkt durch Nahrungs- und Flüssigkeitsverzicht vorzieht. Ohne diese Unterlassung hätte dieser Mensch noch länger gelebt.

Zu Beginn von Mamas Sterbefasten war ich ebenfalls dieser Meinung. Sie will sterben, jetzt – sie zwingt uns, es mitzumachen, sie bestimmt den Zeitpunkt. Es ist ihr Entschluss, sterben zu wollen, noch bevor sie muss. Sie begeht Suizid! Im

---

107 Mein Mann hat vor einiger Zeit einen Vortrag zum Thema „Liebevolles Unterlassen in der Palliativmedizin“ vor Hausärzten und Internisten gehalten. Interessanterweise waren sich fast alle Ärzte einig, als es ums Thema „Sterbefasten“ ging, dass es sich für ihr persönliches Empfinden um eine Form des Suizids handeln würde. Sie bestätigten aber alle, dass sie bei einem alten Menschen, der sich freiwillig zu dieser Art des Sterbens entschieden hätte und den sie auch im Sterben begleitet hätten, immer im Totenschein „natürlicher Tod“ ankreuzen würden. (Es liegt nahe, den persönlichen Wunsch eines sehr alten Menschen zu sterben eher zu akzeptieren als den eines jungen.) Und sie würden das traumatisierende Chaos bei Ankreuzen von „nicht natürlicher Tod“ den Verwandten und letztendlich auch sich selbst ersparen wollen.

Laufe der Zeit bekam ich allmählich Zweifel, ob da nicht doch schon vorher ein starker körperlicher Verfall zu sehen war, den ich hätte bemerken müssen. Sie schien schon länger nur noch wie ein Spatz zu essen, und sie trank seit Jahren wenig. Da sie in den ersten Tagen noch trank und Zwieback aß, hat ihr Sterbefasten im Grunde nur zehn Tage gedauert. War das nicht vielleicht ein Anzeichen dafür, dass sie doch eine Krankheit in sich trug?

Auf jeden Fall änderte sich meine Einstellung zu ihrer Sterbeart im Laufe der Jahre. Sie hat den Sterbeprozess in suizidaler Absicht eingeläutet, aber das Sterben selbst war ein völlig normaler, physiologischer Vorgang. Es unterschied sich körperlich nicht von anderen, natürlichen Sterbeprozessen. Diese Art des Suizids war völlig anders als die, die ich bisher kennengelernt hatte. Dabei wird kein Mittel zur Selbsttötung durch den Sterbenden selbst oder durch Dritte beschafft, sondern nur verzichtet. Im Unterschied zu „gewöhnlichen" Suiziden ist beim FVNF über viele Tage eine Um- oder Bedenkzeit möglich. Somit besteht beim Sterbefasten nie die Gefahr eines „Kurzschlusssuizids".[108] Der Sterbende ist nicht allein, sondern befindet sich in der Obhut, Verantwortung und Abhängigkeit eines vertrauten Menschen. Der Sterbefasten-Prozess hinterlässt, wenn alles „gut" geht, keine traumatisierten Angehörigen wie bei harten Suiziden, da er gewaltlos, passiv und nicht verstümmelnd ist.

Deshalb plädiere ich dafür, das Sterbefasten in eine neue Kategorie einzuordnen.[109] Juristisch wird man wohl nicht

---

108 Bickhardt, Jürgen: Eine ganz eigene Handlungsweise. In: *Deutsches Ärzteblatt.* Jg. 111, Heft 14, 4. April 2014, A 592.

109 A. a. O. und Hanke, Roland Martin: Sterbefasten – Freiwilliger Verzicht auf Nahrung und Flüssigkeit. In: *Columba. Das Palliativ-Portal Magazin.* Ausgabe 02.2016, S. 20–22.

umhin kommen, es weiterhin als Suizid zu beurteilen, aber zumindest sollte durchdacht werden, ob eine zusätzliche Ankreuzmöglichkeit auf dem Totenschein für „natürlicher Tod durch Sterbefasten" aufgenommen werden kann – natürlich gekoppelt an medizinische Auflagen, um Missbrauch zu vermeiden. So könnte sichergestellt werden, dass die Zeit nach der Todesfeststellung für alle angemessen ruhig und würdevoll verläuft.

28 Rechtliche Voraussetzungen

Ich bin keine Juristin. Dennoch möchte ich Ihnen einige Anregungen dazu geben, worüber Sie nachdenken und was Sie berücksichtigen sollten, wenn Sie selbst an Sterbefasten denken oder gebeten werden, einen Freund oder eine Freundin darin zu begleiten. Es sollen erste Hinweise und Ratschläge sein. Ich halte es aber für wichtig, dass Sie selbst sich die Mühe machen, den Hinweisen vertieft nachzugehen, selbst kritische Fragen zu stellen und sich auch anderer Quellen zu bedienen, um bei einer etwaigen Entscheidung für Sterbefasten oder Begleitung die nötige Sicherheit zu gewinnen.

Das Sterbefasten, das rein rechtlich wohl unter den Akt des Suizids (siehe Kapitel 27) fällt, hat im Grunde - obwohl es schon seit Menschengedenken praktiziert wird - bisher kaum öffentliche Beachtung gefunden. Es wurde einfach von Menschen unwillkürlich oder willentlich am Lebensende ausgeübt. Es hatte bis dato einfach keinen Namen. Das hat sich nun geändert. Doch die Tatsache, dass ein natürlicher Vorgang plötzlich einen speziellen Namen bekommt und damit bekannt und öffentlich wird, darf dieser natürlichen Form des Sterbens nicht zum Nachteil gereichen. Diese selbstbestimmte Sterbeart, ob bewusst oder unbewusst umgesetzt, muss unbedingt weiter allen Sterbenden als Option, begleitet von palliativmedizinischer Betreuung, offen stehen. Es kann auch nicht verboten werden, da es einfach ein physiologischer Akt des Körpers ist, sein eigenes Ende vorzubereiten. Ein solcher Prozess darf nicht einfach in eine Reihe mit anderen selbstgewählten, als Suizid betitelten Sterbearten gestellt werden.

Darf ein Mensch diese Form der „Sterbenseinleitung" wählen, wenn er lebenssatt ist und nicht mehr weiterleben will? Sicherlich darf er das! Jeder Mensch kann selbstbestimmt entscheiden, ob er in eine Behandlung einwilligt oder sie ablehnt. Er darf auch Entscheidungen treffen, die ihm letztendlich schaden, sonst wäre auch ein Suizid strafbar. Der Wille des Menschen ist ausschlaggebend. Aber wie steht es mit den ihn begleitenden Menschen, die ihn bei diesem Weg liebevoll zur Seite stehen wollen? Dürfen sie dies, obwohl sie wissen, dass die Entscheidung des Fastenden in suizidaler Absicht geschieht? Darf der Arzt einen Sterbewilligen betreuen?

Hier möchte ich dem interessierten Leser die Grundbedingungen vorstellen, die Sterbewillige und Begleiter erfüllen sollten, um gut vorbereitet zu sein. Die juristische Seite des selbstbestimmten Sterbens in Deutschland ist für einen Laien auf den ersten Blick kompliziert, jedoch es ist nicht nur die eigene Uninformiertheit, sondern auch die Gesetzeslage selbst, die verunsichert.

Wohlerwogenheit

Die Grundvoraussetzung für Sterbefasten ist, dass alle möglichen, bisher noch nicht in Erwägung gezogenen Lebensalternativen „wohl erwogen“ werden.

Sind alle sinnvollen Therapieversuche unter Kenntnis aller alternativen Möglichkeiten – auch der Palliativmedizin – angeboten oder unternommen worden? Kennen Sie noch einen anderen Spezialisten, den Sie in dieser Situation um Rat fragen könnten? Ist mit den Kindern und dem Ehepartner alles besprochen und ausdiskutiert worden? Gibt es noch Alternativen, die Sie noch nicht in Erwägung gezogen haben, um Ihrem Leben noch einmal eine lebenswerte Zeit hinzuzufügen? Haben Sie wirklich alle Wege durchdacht, bevor Sie sich zum Sterbefasten entschieden haben?

Die Bandbreite von Möglichkeiten sollte am besten mit allen Beteiligten ausdiskutiert sein.

Sich alles wohl zu überlegen ist die Grundvorrausetzung für den Entschluss zum Sterbefasten. Das gilt sowohl für den Sterbewilligen als auch für die Begleiter; denn nur so bildet sich eine tragfähige Basis für eine gute Begleitung – auf beiden Seiten.

Aber auch hier sollten sich die Begleiter darüber klar sein, dass nur der Sterbewillige selbst die Entscheidungsgewalt hat, ob er in weitere therapeutische Maßnahmen einwilligt. Sein Wille ist ausschlaggebend. Wenn der Sterbewillige trotz aller Vorschläge bei seinem Entschluss bleiben sollte, dann ist es für die Angehörigen an der Zeit, sich mit diesem Wunsch auseinanderzusetzen, um ihn eventuell sogar irgendwann akzeptieren zu lernen. Auch als Angehörige, die wir den Sterbewilligen gut kennen, können wir trotz aller Nähe zu ihm nicht immer dessen Empfinden nachvollziehen. Wir befinden uns, zumal als Jüngere, in einer völlig anderen Lebenssituation und laufen Gefahr, unsere Erwartungen und Ansichten auf den Sterbenden zu projizieren.

Freiverantwortlichkeit und Modifizierung der Garantenpflicht

Der freiverantwortliche Suizid ist nach deutschem Recht straffrei,[110] wie es auch für die Begleitung beim Suizid bis zum Inkrafttreten des § 217 StGB im Dezember 2015 galt.

---

110 1751 schaffte Friedrich II. die Suizidbestrafung im preußischen Landrecht ab. Die Selbsttötung ist seitdem keine Straftat mehr. Vgl. auch Schüttauf, Konrad: Suizid im Recht. In: Brudermüller, Gerd /Marx, Wolfgang/Schüttauf, Konrad (Hrsg.): *Suizid und Sterbehilfe.* Schriften des Institutes für angewandte Ethik e. V. Bd. 4. Würzburg 2003, S. 90.

Wolfgang Putz, führender deutscher Medizinrechtler, schreibt dazu: „‚Freiverantwortlichkeit' bedeutet, dass der Entschluss, sich das Leben zu nehmen, nicht durch eine Störung aus dem psychischen oder neurologischen Bereich entspringt, die Krankheitswert hat."[111] Damit hat jeder „das Recht, sein Leben zu verwerfen, auch wenn er dieses völlig gesund und auf unabsehbare Dauer fortsetzen könnte".[112]

Beim bewussten Sterbefasten entscheidet sich der alte Mensch selbstbestimmt dazu, ab einem definierten Zeitpunkt nichts mehr zu essen und zu trinken, um zu sterben. Er „mach[t] nicht aktiv etwas um zu sterben, [er] mach[t] bewusst etwas nicht mehr".[113] Ich möchte hier absichtlich den Begriff „Essen und Trinken verweigern" nicht benutzen, da er für mich eine Form der Sturheit und Uneinsichtigkeit der alten Menschen suggeriert, der aber in Pflegeheimen zuweilen noch gängig ist. Mit dem selbst gefassten und wohlerwogenen Entschluss, nichts mehr essen und trinken zu wollen, entlassen diese alten Menschen den Arzt, die Angehörigen und Pfleger aus der Verpflichtung, ihr Leben zu „garantieren".[114] Einzige Voraussetzung ist die Freiverantwortlichkeit. Bei

---

Interessant ist, dass in England erst 1961 der Suizidversuch für straffrei erklärt wurde.

111 Putz, Wolfgang: Straf- und standesrechtlichen Aspekte der Suizidbeihilfe. In: die *hospiz zeitschrift 67.* Sonderheft Sterbehilfedebatte. 05.2015, S. 1.

112 Putz, Wolfgang: Die Begleitung einer Selbsttötung durch Angehörige, Freunde oder andere Personen. In: Stiftung WOZZ (Hrsg.): *Wege zu einem humanen selbstbestimmten Sterben.* Amsterdam 2008 (4. Auflage), S. 112 f.

113 Bosshard, Georg: Der Lebensfunken erlischt. In: Zu Tode hungern statt Giftcocktail trinken. Auf: http://www.20min.ch/schweiz/news/story/13247146 (Stand: 18.01.2016).

114 Putz, Wolfgang/Steldinger, Beate: *Patientenrechte am Ende des Lebens.* München 2016 (4.6. Auflage), S. 27.

Nicht-Freiverantwortlichkeit des Sterbewilligen besteht ein gesetzliches Verbot der Beihilfe beziehungsweise „eine Verpflichtung zur Vereitelung des Todeseintritts".[115]

Erst wenn durch einen Arzt geklärt ist, dass der Sterbewillige seine Entscheidung freiverantwortlich getroffen hat, auch nicht unter Druck Dritter, wird aus der Pflicht des herbeigerufenen Arztes oder der begleitenden Angehörigen, Garant für das Leben des Patienten zu sein, die Pflicht, „Garant zu sein für die Umsetzung des Patientenwillen nach Bewusstseinsverlust".[116] Und das hieße hier, dass man den Sterbewilligen „nach seinem Willen sterben lassen"[117] muss. Somit ist der Garant „nicht mehr Garant des Lebens, sondern Garant des Sterbewillens".[118]

In jedem Fall sollte der Sterbewillige für seine Angehörigen, seinen Arzt und alle Begleiter des Sterbefastens schriftlich eine Modifizierung der Garantenpflicht mit dem jeweiligen Namen des Begleitenden festhalten. Eine Variante eines solchen Formulars ist im Anhang dieses Buches abgebildet. Das Original finden Sie im Buch von Putz und Steldinger.[119] Auch in *Ausweg am Lebensende*[120] finden Sie verschiedene Formulare, unter

115 Putz, Wolfgang: Straf- und standesrechtlichen Aspekte der Suizidbeihilfe. In: *die hospiz zeitschrift 67*. Sonderheft Sterbehilfedebatte. 05.2015, S. 1.

116 Putz, Wolfgang: Die Begleitung einer Selbsttötung durch Angehörige, Freunde oder andere Personen. In: Stiftung WOZZ (Hrsg.): *Wege zu einem humanen selbstbestimmten Sterben*. Amsterdam 2008 (4. Auflage), S. 112.

117 A. a. O., S. 112.

118 A. a. O., S. 115.

119 Vgl. Putz, Wolfgang/Steldinger, Beate: *Patientenrechte am Ende des Lebens*. München 2016 (6. Auflage), S. 298.

120 Vgl. Chabot, Boudewijn/Walther, Christian: *Ausweg am Lebensende*. München 2015 (4. Auflage), S. 174.

anderem eine Modifizierung der Garantenpflicht. Diese Formulare sind einfach und schnell für jeden auszufüllen.

Der Sterbewillige und der Begleiter sollten bei ernsthaftem Wunsch nach Sterbefasten auf jeden Fall eigene Erkundigungen machen und keine Mühen scheuen, sich zusätzlich juristische Unterstützung zu suchen.

Die neue Gesetzeslage

Am 5. und 6. November 2015 sind zwei Gesetze im Bundestag verabschiedet worden. Das erste „Gesetz zur Verbesserung der Hospiz- und Palliativversorgung in Deutschland" (HPG) vom 5. November erweitert die Möglichkeiten, eine Palliativbetreuung durch die Ärzte einzufordern und sie zuhause oder im Pflegeheim durchzuführen.[121] Das zweite Gesetz (§ 217 StGB), das einen Tag später verabschiedet wurde, stellt die „geschäftsmäßige Förderung der Selbsttötung" unter Strafe.

Diese definiert sich wie folgt:

> *„(1) Wer in der Absicht, die Selbsttötung eines anderen zu fördern, diesem hierzu geschäftsmäßig die Gelegenheit gewährt, verschafft oder vermittelt, wird mit Freiheitsstrafe bis zu drei Jahren oder mit Geldstrafe bestraft.*
> *(2) Als Teilnehmer bleibt straffrei, wer selbst nicht geschäftsmäßig handelt und entweder Angehöriger des in Absatz 1 genannten anderen ist oder diesem nahesteht."*[122]

---

121 Die wesentlichen Regelungen im Überblick: http://www.bmg.bund.de/presse/pressemitteilungen/pressemitteilungen-2015-4/hospiz-undpalliativgesetz.html (Stand: 20.02.2016).

122 Vgl. http://dejure.org/gesetze/StGB/217.html (Stand: 17.02.2016).

Die Befürworter dieses neuen Paragrafen 217 beschwören die Schutzbedürftigkeit von Todkranken und dass „deren Suizidwunsch oft bloß der Wunsch nach Zuwendung und Schmerzlinderung“ sei.[123] Beihilfe zum Suizid dürfe sich nicht zum Dienstleistungsangebot innerhalb der gesundheitlichen Versorgung entwickeln. Dadurch würde drohen, dass „eine gesellschaftliche ‚Normalisierung', ein ‚Gewöhnungseffekt' an solche organisierten Formen des assistierten Suizids“ eintritt.

> *„Insbesondere alte und/oder kranke Menschen können sich dadurch zu einem assistierten Suizid verleiten lassen oder gar direkt oder indirekt gedrängt fühlen. Ohne die Verfügbarkeit solcher Angebote würden sie eine solche Entscheidung nicht erwägen, geschweige denn treffen.“*[124]

Währenddessen beschwören die Gegner des neuen Gesetzes „den Wert von Selbstbestimmung“[125] des Menschen. Es gehe immerhin um die freiwillig erwünschte Suizidhilfe. Selbstverständlich müssen ethisch gesehen Sorgfaltskriterien bei der Suizidhilfe beachtet sein.

Beide Gesetzesinitiativen sind meines Erachtens bewusst zeitlich und inhaltlich hintereinander geschaltet worden, um die Einschränkungen des zweiten Gesetzes in ein positives Umfeld einzubetten, da die Erfolge und Einsatzmöglichkeiten

---

123 Müller-Neuhof, Jost/Woratschka, Rainer: Bundestag verbietet organisierte Beihilfe zum Suizid. In: www.tagesspiegel.de/politik/gesetzentwurf-verabschiedet-bundesetag-verbeietet-organisierte-beihilfe-zum-suizid/12554862.html (Stand:21.02.2016).

124 Deutscher Bundestag: Entwurf einer Gesetzes zur Strafbarkeit der geschäftsmäßigen Förderung der Selbsttötung. Drucksache 18/5373. http://hospizblog.de/wp-content/uploads/2015/11/1805373.pdf (Stand:21.02.2016) S. 2.

125 A. a. O.

der Palliativmedizin in der Öffentlichkeit positiv besetzt sind. Dahinter steht wohl die Einschätzung der Politik, dass bei einer gut palliativmedizinisch betreuten Sterbebegleitung der Wunsch nach Suizid gar nicht erst aufkommt. Dies halte ich für ein Wunschdenken der Politik, das aber mit der Lebensrealität nicht übereinstimmt.

Palliativmediziner wie Lukas Radbruch[126] und Sozialethiker wie Ralf Jox[127] und Alfred Simon[128] legen dar, dass auch bei bester palliativer Betreuung in einigen Fällen der Wunsch nach Sterbehilfe (assistiertem Suizid)[129] bestehen bleibt.[130] Auch nach meiner Erfahrung gibt es immer Einzelfälle, in denen Patienten trotz bester Versorgung nicht mehr weiterleben wollen.

---

126 Radbruch, L./Leget, C./Bahr, P./Müller-Busch, C. et al. (Hrsg.): *Euthanasie und ärztlich assistierter Suizid: Ein Weißbuch der European Association for Palliative Care.* Einsehbar unter: http://www.eapcnet.eu/Portals/0/Ethics/Publications/PM2015_Euthanasia_German.pdf, S. 8 ff. (Stand: 17.02.2016).

127 Vgl. auch Jox, Ralf: http://www.berliner-zeitung.de/politik/palliativmediziner-ralf-jox-zur-sterbehilfe-sterbehilfe-in-ausnahmefaellenzulassen,10808018,28095762.html (Stand: 21.02.2016).

128 Prof. Dr. Alfred Simon, Akademie für Ethik in der Medizin, Göttingen, und Institut für Ethik und Geschichte in der Medizin, Münster.

129 „Assistierter Suizid wird wie folgt definiert: Eine Person hilft vorsätzlich einer anderen Person, ihr Leben zu beenden, auf den freiwilligen, sachkundigen Wunsch dieser Person hin." In: L. Leget/C. Bahr/P. Müller-Busch, C. et al. (Hrsg.): *Euthanasie und ärztlich assistierter Suizid: Ein Weißbuch der European Association for Palliative Care.* Einsehbar unter: http://www.eapcnet.eu/Portals/0/Ethics/Publications/PM2015_Euthanasia_German.pdf, S. 6 (Stand: 17.02.2016).

130 Simon, Alfred: Hilfe im vs Hilfe zum Sterben. 2016. Einsehbar unter: http://www.haus-hannah.de/wp-content/uploads/2015/02/2015-11-11-Emsdetten-Sterbehilfe.pdf, S. 11, 13, 18.

Auch wenn die Regelungen im § 217 kurz und knapp formuliert sind, bereiten sie mir und sicherlich auch anderen „Nichtjuristen" – und auch Juristen – in ihrer Tragweite einige Probleme. So meint etwa der Medizinrechtler Oliver Tolmein, dass das Zulassen von Sterbefasten keine Beihilfe zum Suizid sei:

> *„Unabhängig davon, ob man Sterbefasten als Suizid versteht oder als Handlung sui generis [eine eigene Handlungsweise, Anm. d. Autorin], bringt das Zulassen des Sterbefastens oder auch die irgendwann erforderlich werdende Basisversorgung niemanden in die Bredouille.*
> *Es wird hier nämlich nicht Beihilfe zum Suizid geleistet; die behandelnden Ärzte unterlassen allenfalls eine nicht indizierte, nicht erwünschte Behandlung (Ernährung über Sonde oder durch Infusionslösungen), für die auch keine Einwilligung vorliegt."*[131]

Der Paragraf 217 StGB ist leider sehr unklar formuliert und führt daher zu einer (gewollten?) Verunsicherung für Arzt und Patienten. Die Probleme und Unsicherheiten in Bezug auf eine mögliche Strafverfolgung aufgrund des neuen Paragrafen beziehen sich vor allem auf die Arbeit von Haus- und Palliativärzten, Beratern und mehrfach („geschäftsmäßig") Begleitenden von Sterbefastenden, z.B. Hospizbegleitern.

Diese eigenverantwortliche Sterbeart durchzustehen braucht Durchhaltevermögen und die absolute Überzeugung, wirklich sterben zu wollen – mit Sterbefasten den richtigen Weg zu gehen. Wer sich entscheidet, einen so anspruchsvollen Sterbeweg bewusst und entschlossen auf sich zu nehmen, der

---

131 Tolmein, Oliver: Keine Gefahr für die Palliativmedizin. In: *Zeitschrift für Palliativmedizin.* 11. Jahrgang, Januar 2016, S. 16.

sollte nicht alleine sterben müssen, auch wenn er keine Angehörigen und Freunde mehr hat, die ihn begleiten könnten. In einem solchen Fall braucht es ehrenamtliche Begleiter bzw. hospizliche Mitarbeiter- doch ihnen wird durch das neue Gesetz § 217 ein großer Stein in den Weg gelegt, eine würdige und vollständige Begleitung anbieten zu können. Wie sollen sie ihre Arbeit tun, wenn sie einen alten Menschen betreuen, der mit Sterbefasten begonnen hat oder beginnen will, und strafrechtliche Verfolgung fürchten müssen? Auch wenn sie diese Einsätze ehrenamtlich, also nicht gewerbsmäßig (gegen Entgelt) leisten, tun sie ihren Dienst eindeutig geschäftsmäßig, weil auf Wiederholung angelegt.

Auch Wolfgang Putz, Medizinrechtler, berichtet, dass Haus- und Palliativärzte in seinen medizinrechtlichen Fortbildungskursen teils mit Fassungslosigkeit zur Kenntnis nahmen, dass sie sich nunmehr bei ihrer täglichen Arbeit erheblichen strafrechtlichen Gefahren gegenübersehen.[132]

Selbst der Wissenschaftliche Dienst des Deutschen Bundestages erklärt: „Ob er im Hinblick auf die unter Strafe gestellte geschäftsmäßige Sterbehilfe dem verfassungsrechtlich geforderten Bestimmtheitsgebot genügt, ist jedoch zweifelhaft."[133]

Auch in der neueren rechtswissenschaftlichen Literatur finden sich zahlreiche Stimmen, den Paragrafen als unverhältnismäßige und verfassungswidrige Maßnahme einstufen.[134] Hoffentlich wird eine Entscheidung des Bundesverfassungsgerichts über die dort bisher eingegangenen und wohl

---

132 Vortrag von Wolfgang Putz auf Einladung des Palliativnetzes Bochum am 24.09.2016 in Bochum.

133 Deutscher Bundestag, 2015.WD 3-3000-188/15, S. 11.

134 Vgl. hierzu Hecker, Bernd, Das strafrechtliche Verbot geschäftsmäßiger Förderung der Selbsttötung (§ 217 StGB). In: Goltdammer's Archiv für Strafrecht, C. F. Müller, 2016, S. 455 ff.

auch noch eingehenden Beschwerden gegen den § 217 StGB für mehr Klarheit sorgen können.

Weniger Unsicherheit wird wohl erst zu erwarten sein, wenn in möglichen zukünftigen Prozessen die offenen Begriffe des Gesetzes interpretiert werden. Ich hätte mir an dieser Stelle mehr „Einfühlung statt Gesetzgebung“[135] gewünscht. Um es mit den Worten des Arztes Hartmut Klähn zu sagen:

> *„Es ist nicht der richtige Weg, die Zeit des Sterbens gesetzlich zu regulieren und die Handlungen derer, die involviert sind, unter Strafe zu stellen. Es ist viel wichtiger, dass alle Menschen mit ihren schweren, schwarzen Gedanken die Möglichkeit bekommen, darüber zu sprechen, sich zu öffnen. Das ist eine große gesellschaftliche Aufgabe.“*[136]

Dieses Zitat lässt mich an ein chinesisches Sprichwort denken: Die am besten verschlossene Tür ist die offene!

Patientenverfügung

Wenn Sie sich mit dem Gedanken an Sterbefasten befassen, erscheint es mir wichtig, dass Sie schon von vorneherein sorgfältig und intensiv Ihre eigenen Wertvorstellungen rund um die Themen Krankheit, Behandlungswünsche, Schmerzen, Begleitung, Spiritualität, Sterben und Tod klären.

Sie sollten Ihre Entscheidungen präzise niederlegen und auch begründen, umso eher werden Sie Familienangehörige und Freunde, deren Begleitung Sie sich vielleicht auch

135 Klähn, Hartmut. In: Küppers, Beate: Einfühlung statt Gesetzgebung. In: *Oya 32*, Mai/Juni 2015. S. 69.

136 A. o. O. S. 71.

wünschen, von der Ernsthaftigkeit Ihres Zieles überzeugen und Sie auch zu Ihrer Begleitung motivieren und gewinnen können.

Auch hierfür empfehle ich Ihnen Geduld und den Dialog schon im Vorfeld, anstatt die Beteiligten „vor vollendete Tatsachen zu stellen". Dies gebietet meines Erachtens auch der Respekt diesen Menschen gegenüber, denen Sie diese verantwortungsvolle Aufgabe übertragen und zumuten werden. Eine gutes Instrument für die innerliche, ureigene Auseinandersetzung wie auch für die äußere Auseinandersetzung mit dem eigenen Sterben in Absprache mit den uns am engsten verbundenen Menschen ist die Vorbereitung für das Ausfüllen der Patientenverfügung und der Vorsorgevollmacht.

Im Grunde sollte jeder Mensch eine Patientenverfügung und eine Vorsorgevollmacht (oder evtl. eine Betreuungsverfügung) vorbereitet und zumindest einen Bevollmächtigten eingesetzt haben, sogar im Grunde bevor er das nächste Mal einkaufen geht. Wissen Sie, ob Sie nicht im nächsten Moment überfahren werden oder Ihnen ein Gefäß im Kopf platzt? Wir wissen nichts darüber, wann der Ernstfall uns ereilt. Es könnte schon im nächsten Moment sein! Daher sollte man die Auseinandersetzung mit diesen Themen nicht auf die „lange Bank schieben"! Wenn es durch einen plötzlichen Unfall nicht mehr zum Erstellen einer Patientenverfügung kommen sollte, dann können die Angehörigen aber ihren „mutmaßlichen Willen" dem Arzt gegenüber formulieren.

Die Möglichkeit für Patienten, verbindliche Verfügungen gegenüber Ärzten und den Sie begleitenden Personen auszusprechen bzw. festzulegen, wurde im Wesentlichen in dem sogenannten Patientenverfügungsgesetz von 2009 getroffen.[137] Die Rechtsverbindlichkeit der Patientenverfügung bildet die Grundlage für weitere medizinische und ärztliche Entscheidungen. Die Patientenverfügung stellt somit ein machtvolles Instrument der Patientenautonomie dar.

Solange Sie als Patient ansprechbar sind, sich selbst mitteilen können, können Sie selbst jedem Eingriff zustimmen, Behandlungswünsche äußern oder Behandlungen verweigern. In der Patientenverfügung legen Sie die Dinge fest, die Sie bekommen wollen - zum Beispiel lindernde Medikamente bei Angst, Schmerzen, Übelkeit, Luftnot - oder die unterlassen werden sollen, wie etwa künstliche Ernährung, Flüssigkeitsgabe und Reanimation.

Die Patientenverfügung wird erst dann zum rechtsverbindlichen Instrument, wenn Sie auf Dauer Ihren Willen nicht mehr selbst äußern können, was höchstwahrscheinlich für die allerletzte Phase des Sterbefastens zutrifft.

Eine sehr gute Unterstützung beim Sortieren der Gedanken bietet die Broschüre: „Standard-Patientenverfügung mit Vollmachten und mehr“ vom Humanistischen Verband Deutschland (HVD). Sie können die Broschüre gegen Gebühr (36,- €) erwerben, dann die „rechtssichere“ Patientenverfügung durch Ankreuzen erstellen und sich bei Fragen kurz telefonisch beraten lassen. Wer aber noch mehr Sicherheit und Individualität beim Ausfüllen seiner Patientenverfügung möchte, kann eine sogenannte „Optimale Patientenverfügung“ (Gebühr bis 140,- €) erhalten. Diese ist etwas

---

137 Es sind u. a. die Paragraphen 1901 a und 1901 b im Bürgerlichen Gesetzbuch (BGB, nicht Strafgesetzbuch StGB) in dem dortigen Abschnitt zu Betreuungsrecht.

aufwendiger in der Erstellung, individuell zugeschnitten und bietet die Möglichkeit ausführlicher telefonischer Beratung durch den HVD.[138, 139]

Immer wieder hören wir von uns bekannten Ärzten, dass sie besonders gut zu überzeugen waren, weitere therapeutische Maßnahmen zu unterlassen, wenn die speziell eingetretene Situation auch schon in der Patientenverfügung beschrieben oder erwähnt war. Wichtig in diesem Zusammenhang ist das aktuelle Urteil des Bundesgerichtshofs vom Juli 2016,[140] dass die Formulierungen „Ausschluss lebensverlängernder Maßnahmen" und „Forderung nach würdevollem Sterben" nicht gleichzeitig auch die Beendigung der künstlichen Ernährung beinhalten. Das Einstellen künstlicher Ernährung sollte unbedingt ausdrücklich in der Patientenverfügung erwähnt werden.

Allein die intensive Beschäftigung mit einer exakt ausgefüllten Patientenverfügung, die sicherlich mühevoll ist, kann erreichen, dass der Patientenwille im Ernstfall am wenigsten

---

138 „Standard-Patientenverfügung" und „Optimale Patientenverfügung" von der Bundeszentralstelle Patientenverfügung des Humanistischen Verbandes Deutschland, Wallstr.65, 10179 Berlin, Tel: 030/ 613904-11, -12 oder-32, www.patientenverfügung.de.

139 Ebenso gibt es die Möglichkeit, die Broschüre: *Vorsorge für Unfall, Krankheit, Alter durch Vollmacht, Betreuungsverfügung, Patientenverfügung.* München 2015 (16. Auflage), (herausgegeben vom Bayer. Staatsministerium der Justiz, ISBN: 978-3-406-62850-4. im Verlag C. H. Beck, Preis: ca. 5,50 €) zu erwerben. Hier ist telefonische Beratung nicht möglich. Auch finden Sie aktuelle Formulare zur Patientenverfügung und Vorsorgevollmacht auf der Homepage: www.putz-medizinrecht.de.

140 Bundesgerichtshof. Mitteilung der Pressestelle. Nr. 136/ 2016 S. 1 oder: http://juris.bundesgerichtshof.de/cgi-bin/rechtsprechung/document.py?Gericht=bgh&Art=pm&Datum=2016&Sort=3&nr=75566&pos=0&anz=136 (Stand: 12.10.2016).

missverständlich auslegbar sein wird. Das bedeutet aber, dass jeder sich selbst - auch unter Einbeziehung Angehöriger und Nahestehender - Gedanken darüber machen muss, was er am Lebensende noch unternehmen oder unterlassen will.

Eine zusätzliche, speziell auf Sterbefasten zugeschnittene Patientenverfügung finden Sie im Buch „Ausweg am Lebensende" von Chabot und Walther im Anhang (dort nur „Verfügung" genannt mit „Modifizierung der Garantenpflicht").[141]

Dort wird genau auf die bevorstehende Sterbephase beim Sterbefasten und den möglichen Verlust des Bewusstseins innerhalb des Sterbeprozesses hingewiesen. Diese spezielle „Sterbefasten-Patientenverfügung" sollte der Sterbewillige neben der normalen Patientenverfügung *zeitnah vor Beginn* des Sterbefastens unbedingt ausfüllen! Hiermit kann er sich und seine Angehörigen zusätzlich absichern und belegt, dass er sich intensiv mit dem Thema „Sterbefasten" auseinandergesetzt hat.

Auch vor Rechtskraft des Patientenverfügungsgesetzes im Jahr 2009 waren vorausverfügende Willensäußerungen von Menschen als Ausdruck ihrer Selbstbestimmung, z. B. gegenüber Ärzten, verbindlich. Doch dieses Wissen war leider noch nicht weit verbreitet und mancher Arzt konnte bzw. wollte mit dem Wort Patientenverfügung wenig anfangen. Zum Glück hat sich das innerhalb der wenigen Jahre seit Inkrafttreten des Patientenverfügungsgesetzes deutlich geändert. Heute fragen viele Ärzte regelmäßig: „Ist eine Patientenverfügung vorhanden?" und bitten darum, diese schon bei Einweisung in eine Klinik der Krankenakte beizulegen. Die Patientenverfügung wird bei Entscheidungsfragen für oder

---

141 Chabot und Walther. *Ausweg am Lebensende.* München. 2015 (4. Auflage) S. 172–174 oder direkt auf http://www.sterbefasten.de/inhalt/links-downloads).

gegen lebensverlängernde medizinische Maßnahmen immer häufiger von den behandelnden Ärzten genauestens auf die relevanten Passagen hin kontrolliert. Das bedeutet für den Patienten eine große Chance, sich so gut wie eben möglich vorbereiten zu können.

Vorsorgevollmacht

Ein weiteres unschätzbar wichtiges Dokument ist die Vorsorgevollmacht für jeden von uns ab dem 18. Lebensjahr!

Bitte erstellen Sie unbedingt eine solche – das ist relativ leicht möglich, durch Ausfüllen des entsprechenden Formulars in der bereits erwähnten Broschüre *Vorsorge für Unfall, Krankheit, Alter durch Vollmacht, Betreuungsverfügung, Patientenverfügung*[142]. Denn nur die bevollmächtigte Person (die auch das Original der Vollmacht besitzt!) darf für den Fall, dass Sie Ihren Willen nicht mehr selbst bilden und äußern können, an Ihrer Stelle für Sie entscheiden. Es können auch zwei oder mehrere Personen als Bevollmächtigte eingesetzt werden (mehrere Originale!), wobei anzuraten ist, dass einer von ihnen „den Hut auf hat" und entsprechend benannt wird.

Viele Menschen unterliegen dem Trugschluss, dass per se immer der Partner, die Eltern oder die erwachsenen Kinder im Ernstfall für sie entscheiden können. Das ist nicht so! Falls Sie es versäumen, einen Bevollmächtigten zu bestimmen wird im Notfall, wenn Sie nicht mehr ansprechbar sind und (mit

142 Bayerisches Staatsministerium der Justiz. Vorsorge für Unfall, Krankheit, Alter durch Vollmacht, Betreuungsverfügung, Patientenverfügung. München 2015. Aktuelle Formulare zur Patientenverfügung und Vorsorgevollmacht finden Sie auch auf der Homepage www.putz-medizinrecht.de

dem Arzt zusammen) eine Entscheidung gefällt werden muss, ein staatlicher Betreuer eingesetzt – womöglich ein Mensch, der Sie nicht kennt, der keine Ahnung von Ihrem Sterbewunsch hat; jemand, durch den es deshalb zu Problemen und Verzögerungen kommen kann.

In der Vorsorgevollmacht bestimmen Sie daher denjenigen, der sich für Ihre Wünsche, Ihre verbindlichen Verfügungen, einsetzen soll und diese umsetzen muss. Es ist wichtig zu wissen, dass der Bevollmächtigte sich mit der Unterschrift unter die Vorsorgevollmacht bereit erklärt, nicht seinen Willen und seine Vorstellungen umzusetzen, sondern mit der Vorsorgevollmacht zum Sprachrohr des Vollmachtgebers wird.

29 Schuld

Immer wieder tauchen innerhalb von Trauerprozessen nach Suizid Eigenvorwürfe auf – das kann jedoch auch nach jedem anderen Tod der Fall sein. Zusätzlich zu der eigenen Schuld ist es für Hinterbliebene von Suizidenten nicht unüblich, unausgesprochene Schuldgedanken der anderen zu erkennen, in Blicken, Verhaltensweisen und Gesprächen hinter vorgehaltener Hand. Suizid ist ein Tabuthema! Selbst in meinen Trauergruppen verhielten sich viele Trauernde abwartend und zögerlich, ehe sie die wirkliche Todesursache ihres Angehörigen „outeten". Erst mussten sie sich des Aufgehobenseins in der Gemeinschaft sicher fühlen, dann konnten sie allmählich darüber sprechen.[143]

> *„Den Angehörigen von Suizidenten wird oft von den Nachbarn, anderen bekannten Personen und staatlichen Kontrollorganen Schuld zugeschrieben und sie schreiben sich selbst Schuld zu."*[144]

Natürlich liegt die Verantwortung für das eigene Leben primär bei jeder Person selbst. Doch wenn man sich schon danach umschauen will, wo potenzielle Unterstützung durch andere geschehen kann oder unterlassen wird, sollte sich der Radius nicht nur auf die Angehörigen beschränken. Die meisten Suizidenten wurden etwa schon lange vor ihrem Tod innerhalb des Gesundheitssystems behandelt.[145] Immer wieder finden

143 Vgl. Feldmann, Klaus: *Tod und Gesellschaft*. Wiesbaden 2010 (2., überarbeitete Auflage), S. 205.

144 A. a. O., S. 205.

145 Vgl. a. a. O.

sich Hinweise auf „iatrogene (durch den Arzt verursachte) und andere gesundheitssystembedingte Suizidförderung".[146] Da wird unter anderem die Interaktion zwischen Arzt und Patienten erwähnt, die sich durch „soziale Armut" auszeichnet. Der Suizident erfährt, wenn er sich zu erkennen gibt, sofort eine Stigmatisierung.[147] Er erhält eventuell noch (zum Teil sicher hilfreiche) Psychopharmaka, doch ihm wird eine „seine Identität akzeptierende und einfühlende Kommunikation häufig verweigert".[148] Er gerät also trotz Behandlung in eine Form der Isolation, genau wie die Hinterbliebenen.

Sechs Jahre nach dem Tod meiner Mutter ertappe ich mich selbst trotz in meinen Augen gelungener, würdiger Sterbebegleitung immer wieder, dass ich sie nicht nur sehr vermisse, sondern auch plötzlich von Gedanken überrollt werde, die mich schuldig fühlen lassen, nicht alles getan zu haben. Ich mache mir in solchen Momenten Vorwürfe, nicht feinfühlig genug auf ihre Bedürfnisse eingegangen zu sein. Habe ich wirklich alles versucht, sie vom Sterben abzuhalten? Oder habe ich – sozusagen als übereifrige Sterbebegleiterin – den Sterbewunsch meiner Mutter zu schnell akzeptiert, um mir zu beweisen, dass ich die „Kunst" der Sterbebegleitung auch in der eigenen Familie beherrsche?

Ich würde meiner Mutter aus meiner heutigen Sicht noch viel mehr Fragen zu ihren Empfindungen vor und während des Sterbens stellen wollen. Warum habe ich so wenig gefragt? Ich hätte auf Antworten bestehen müssen. Habe ich wirklich alles Erdenkliche für meine Mutter während ihrer Lebenszeit getan? Nein, sicherlich nicht. Ich habe auch mein eigenes

146 A. a. O., S. 204.

147 Vgl. a. a. O., S. 205.

148 A. a. O., S. 206.

Leben gelebt, und meine Mutter so gut es ging integriert: sie fast täglich angerufen, mehrmals wöchentlich, manche Wochen sogar täglich besucht, für sie gewaschen, eingekauft, sie mit in den Urlaub genommen und vieles mehr. Aber ich hätte mehr tun können, natürlich.

Doch das wäre Selbstaufgabe gewesen und nicht in ihrem Sinne. Sie zu unterstützen, wo ich konnte, lag in meiner Verantwortung, jedoch nicht, ihr Leben an meinem festzumachen. Oder um es in Mamas Worten zu sagen: „Nein, du musst dein Leben leben. Du tust schon so viel für mich."

Doch die Diskussion um Schuld, Verantwortung und Alleinlassen wird immer wieder neu entfacht. Seit dem Tod meiner Mutter haben mein Mann und ich immer wieder Gespräche und Diskussionen über das Thema „Schuld" geführt. Es wurde uns immer klarer, dass der Begriff der Schuld, der auf Seiten der Kirchen im Mittelpunkt steht, den Menschen klein, unterwürfig und ängstlich macht. Jemandem Schuld zu geben an einer Sache löst in keiner Weise das vorhandene Problem, sondern verschärft es im Grunde nur. Viel sinnvoller zur Problemlösung ist es, über Verantwortung und Mit-Verantwortung zu sprechen. In der Verantwortung verbleiben dem Menschen selbst die Fäden in der Hand. Er kann und soll handeln und muss dafür mit den Konsequenzen leben. Es wird ihm nicht „von oben" Schuld zugesprochen, ebenso wenig wie Strafe und Erlösung von der Schuld. Man ist und bleibt verantwortlich für das, was man tut, ebenso wie für das, was man unterlässt.

Manche Ärzte setzen, so Chabot und Walther, „das absichtliche Beenden von Essen und Trinken mit einem Suizid" gleich, was „eine moralische Verurteilung auslösen" kann, da sicherlich viele Menschen fragen: Wie konnte es nur soweit kommen, wer hat Schuld?[149]

Für den Arzt Jürgen Bickhardt, der sich bis weit in seinen Ruhestand hinein mit diesem Thema auseinandergesetzt hat, stellt FVNF keinen Suizid dar:

> *„Vom Suizid und Behandlungsabbruch (gemäß Patientenwunsch) abzugrenzen ist der Freiwillige Verzicht auf Nahrung und Flüssigkeit bei erhaltenem Hunger- und Durstgefühl (…) Hierbei ist ärztliche, im Einzelfall auch palliative Begleitung ethisch geboten."*[150]

Ebenso erklärt das Autorenteam des Buches *Essen und Trinken im Alter:* „Immer wieder kommt es vor, dass Menschen in der Sterbephase das Essen und Trinken einstellen. Dies ist nicht als Suizid zu werten." Und weiter, bezüglich eines Patienten:

> *„Herrn Schiweks Kräfte, sein Interesse an sich und der Welt schwinden, er ist aber nicht krank. Er steht am Ende seines Lebens und ist damit zufrieden. Er hat ‚genug gelebt', ist ‚lebenssatt'. Diese Haltung hat mit Suizid nichts zu tun."*[151]

Genau das meine ich auch bei meiner Mutter herausgehört zu haben. Sie war nicht „lebensmüde", so wie man den Begriff bei jungen Suizidenten gebraucht, sondern sie war gesättigt mit Leben. Sie wollte nur noch Ruhe und wenn möglich, „ihren

---

149 Chabot, Boudewijn/Walther, Christian: *Ausweg am Lebensende.* München 2015 (4. Auflage), S. 30.

150 Bickhardt, Jürgen: Rechtliche und ethische Aspekte bei Entscheidungen am Lebensende. Erding, 26.11.2011.

151 *Essen und Trinken im Alter.* Berlin 2010, S. 98.

Mann im Himmel wiedersehen". Vielleicht spürte sie schon die Vorboten des Todes?

Der selbstgewählte Tod ist ein letzter Ausweg, wenn jemand keinerlei Lösung mehr für sich sieht, ein würdevolles, für ihn lebenswertes Leben zu leben.

Nochmal: Es sollte alles getan werden, um Suizidalen den Lebenswillen wiederzugeben. Doch wenn der alte Mensch keinen Lebenssinn mehr für sich finden kann, wenn es schon ein Suizid sein soll und es nur noch um das „Wie" geht, dann sollte er von der Möglichkeit des Sterbefastens erfahren.

Manchmal wurde ich schon von Mitmenschen angesprochen, ob es nicht moralisch verwerflich sei, die Methode des Sterbefastens Hochbetagten vorzustellen, die des langen Leidens überdrüssig sind. Ich bin jedoch davon überzeugt, dass nicht das Vorstellen und Bekanntmachen von Sterbefasten schon hochbetagte Menschen dazu verleitet, ihr Leben vorzeitig zu beenden oder ich sie damit erst auf die Idee bringe. Es gibt ihnen nur die Möglichkeit, ihre Würde zu behalten und in ihrem Anliegen ernst genommen zu werden. Die Selbstbestimmung des anderen sollte respektiert werden. Danach kann der potenzielle Begleiter immer noch seine Meinung und Zweifel äußern. Und auch der Sterbewillige wird ein Ablehnen der Begleitung akzeptieren müssen. Erst durch Empathie öffnet sich der Sterbewillige und erzählt von seinem Leiden und dem Weg zum Entschluss zu sterben. So lässt es sich gemeinsam noch einmal auf die Suche nach Lebensalternativen gehen.

In meinen Augen wird es nie zu einem „Dammbruch" von Alterssuiziden durch Sterbefasten kommen, selbst wenn die

Methode des FNVF akzeptierter wäre.[152] Der emeritierte Theologieprofessor Werner Ritter formuliert als Einwand gegen das „Dammbruch"-Argument sehr treffend, dass der Missbrauch einer Sache doch nicht zwangsläufig deren sinnvollen und guten Gebrauch aufhebt![153] Chabot und Walther schreiben zwar, dass es sein kann, dass nach weiterem Bekanntwerden des Sterbefastens einige Menschen diese Art des Freitods wählten. Vielleicht würde es sich hierbei um Menschen handeln, die bisher kein humanes Sterben ausführen durften und nun einen „humanen Weg aus dem Leben finden".[154] Doch Sterben ist nie leicht, auch diese Sterbeart nicht. Es verlangt viel vom Sterbenden und von den Begleitern. Nur wer seinen Wunsch zu sterben klar vor Augen hat, wird die vielen Tage des Fastens durchhalten.

In Oregon ist 2004 ein Gesetz[155] verabschiedet worden, das dem Arzt erlaubt, Patienten, die sich in der terminalen Krankheitsstufe befinden, ein Rezept mit einer größeren Dosis Barbituraten zu verschreiben. Der amerikanische Onkologe Timothy Quill und die Ethikerin Margaret Battin nennen das „ärztliche Beihilfe zum Sterben" (und eben nicht „ärztliche

---

152 Vgl. Hardinghaus, Winfried: Fasten als letzte Lösung. In: http://www.zeit.de/2014/16/sterbefasten-natuerlicher-suizid/seite-3 (Stand: 24.01.2016).

153 Ritter, Werner: Sterben dürfen – ein evangelisch-protestantischer Zwischenruf. Teil 1. In: feinschwarz.net/sterben-duerfen-ein-evangelisch-protestantischer-zwischenruf-teil-1/. (Stand: 30.07.2016)

154 A. a. O.

155 Vgl. Coombs, Lee B.: A Model that Integrates Assisted Dying with Excellent End-Of-Life Care. In: Quill, T. E./Battin, M. P. (Hrsg.): *Physician-Assisted Dying. The Case for Palliative Care and Patient Choice.* The John Hopkins University Press, Baltimore/London 2004. Vgl. auch http://public.health.oregon.gov/ProviderPartnerResources/EvaluationResearch/DeathwithDignityAct/Documents/year16.pdf (Stand: 10.02.2016).

Beihilfe zum Suizid").[156] Doch gerade diese theoretische Möglichkeit der Suizidhilfe reicht vielen Menschen aus, um diese ersehnte Kontrolle zu spüren. Sie holen sich zwar Rezepte oder beschaffen sich gar die Medikamente, bewahren sie aber zuhause auf und benutzen sie nicht zum Suizid.

„Wesentlich ist, dass der Suizidwunsch ernstgenommen wird, ehrlich benannt werden darf und die Gespräche ergebnisoffen geführt werden."[157] Die Möglichkeit der passiven Sterbehilfe bedeutet für Menschen einen Notausgang „für den Fall, dass ihr Zustand nicht mehr auszuhalten ist. Notausgänge müssen ja zum Glück nur selten benutzt werden. Aber dass sie vorhanden sind, ist für viele Menschen beruhigend".[158]

„Die Erfahrungen aus Oregon zeigen nämlich, dass zwischen einem Drittel und der Hälfte aller Patienten, die sich tödliche Medikamente für einen Suizid verschreiben lassen, diese nicht anwenden und schließlich eines natürlichen Todes sterben."[159] Ein großer Teil der potenziellen Suizidenten bewahrt sich selbst vor diesem letzten Schritt und der Rest muss zumindest nicht zu unsicheren, heimlichen und andere Personen unfreiwillig einbeziehenden Methoden greifen.

FVNF bietet eine Möglichkeit der Autonomie und Selbstbestimmung am Lebensende, eine Chance, im Kreise der Lieben zuhause zu sterben. Es bedeutet, nicht gezwungen zu sein, den häufig würdelosen, einsamen, brutalen Tod (etwa durch

---

156 Chabot, Boudewijn/Walther, Christian: *Ausweg am Lebensende.* München 2015 (4. Auflage), S. 45.

157 Küppers, Beate: Einfühlung statt Gesetzgebung. In: *Oya 32,* Mai/Juni 2015, S. 71.

158 A. a. O., S. 70.

159 Jox, Ralf J.: *Sterben lassen.* Hamburg 2011, S. 174. Vgl. auch http://public.health.oregon.gov/ProviderPartnerResources/EvaluationResearch/DeathwithDignityAct/Pages/index.aspx (Stand: 10.02.2016) .

Erhängen) oder „davongestohlen“ an einem unbekannten Ort (wie die Sterbetouristen in der Schweiz) zu sterben.[160]

Ich finde, dass diese Art des selbstbestimmten Sterbens einen Kompromiss darstellt aus der Eigenverantwortlichkeit und Selbstbestimmung des Einzelnen, der sich sein Lebensende wünscht, auf der einen Seite und der Verantwortung der Angehörigen und der Gesellschaft auf der anderen Seite, der Gemeinschaft, die in meinen Augen moralisch verpflichtet ist, einen Sterbenden nicht allein zu lassen, sondern ihn liebevoll und fürsorglich auf seinem letzten Weg zu begleiten.

160 Einen Überblick über die rechtlichen Regelungen zur Sterbehilfe innerhalb Europas gibt zum Beispiel http://www.drze.de/im-blickpunkt/sterbehilfe/rechtliche-regelungen und http://www.dghs.de/wissen/blick-ueber-die-grenzen.html (Stand: 10.02. 2016).

30 Mut

Früher haben die Menschen noch die Beerdigungen allein gestaltet, den Leichnam selbst gewaschen und die Aufbahrung organisiert, den Sarg getragen und das Grab eigenhändig ausgeschaufelt. Heute übertragen wir diese Aufgabe einem Spezialisten, dem Bestatter. Die Menschen haben Sterbende selbst versorgt und Trauernde besucht. Im 21. Jahrhundert bestellen wir den (Palliativ-)Pflegedienst und für die Trauernden suchen wir ein nahegelegenes Trauercafé. Bei allem sind wir von Spezialisten umgeben. Ich bin auch so eine „Spezialistin“: Ich leite Trauergruppen, fahre mit Trauernden in den Urlaub und leite mit einer Freundin zusammen Kindertrauergruppen. Je mehr ich mich auf diese Arbeit spezialisiert habe, umso bewusster ist mir geworden, dass es nicht unbedingt die vorhandene Kompetenz ist, die mich zur Spezialistin macht, es ist vielmehr mein Mut, meine Furchtlosigkeit, mich auf Themen einzulassen, die nicht nur angenehm sind. Ich gehe einfach auf die Menschen und die Situationen zu. Ich kann zuhören! Können Sie das nicht auch? Und ich kann jemandem gute Mundpflege geben, wenn ich ein wenig Anleitung habe – und Sie ebenso! Es ist nämlich einfach bei einem Menschen, der sich über jede Möglichkeit, seine Mundschleimhäute zu befeuchten, richtig freut. Dieser Sterbefastende macht zu Beginn vielleicht noch viel selber, später wird er bereitwillig den Mund öffnen, Sie bei Ihrer Arbeit unterstützen. Es besteht keine Gefahr, dass er zubeißt, wie es bei der Mundpflege im Altenheim oder im Krankenhaus öfter passiert.

Ich möchte Sie auffordern, sich gerade deshalb oder auch trotzdem etwas zuzutrauen. Haben Sie den Mut, das Sterbefasten bei ihrem geliebten Angehörigen zu begleiten. Wenn Sie spüren, dass Sie den Entschluss Ihres Angehörigen akzeptieren können, wenn Sie die Festigkeit seines Entschlusses merken, dann lauschen Sie in sich hinein. Stellen Sie sich der Aufgabe! Wenn ich an das Sterben meiner Mutter denke, dann kann ich Ihnen nur sagen: Dafür musste ich keine Spezialistin sein. Spezielle Kenntnisse können Sie sich anlesen. Das einzige, worin ich für die Sterbebegleitung meiner Mutter Spezialistin war, war eine fürsorgliche Tochter zu sein. Und als solche wollte ich den eindrücklichen Wunsch der geliebten Mutter respektieren. Bei Problemen und zur Absicherung sollten Sie sich natürlich Rat und Hilfe holen. Aber den größten Teil der Pflege können Sie selbst gewährleisten. Es sind nicht spezielle Fertigkeiten, die Sie erbringen müssen, sondern „bei Licht betrachtet, grundlegende menschliche Fähigkeiten“,[161] über die Sie spielend verfügen. Und es ereignet sich alles in einer überschaubaren Zeitspanne.

Gerade das Sterben und der Tod zählen zu den besten Lehrmeistern, natürlich neben den Sterbenden selbst. Es ist der Kummer, die schwierige Situation, der Schicksalsschlag, der uns lernen lässt. Sterbende zu begleiten ist aber nicht nur traurig und belastend. „Wenn ein Mensch seinen letzten Atemzug tut, geschieht etwas Unfassbares und sehr Kostbares. Was ich im Zusammensein mit sterbenden und gestorbenen Menschen erlebte, erweckte in mir eine Vertrautheit, als würde in mir ein Menschheitswissen angesprochen – ein Wissen, das alle in sich tragen.“[162]

---

161 Petra Hugo: Am Ende können wir es alle. In: *Oya. Anders denken. anders leben.* 4. Jahrgang 2013. Nr. 23, S. 15.

162 A. a. O.

31 Schlusswort

Meine Mutter hatte sich nach einem ausgefüllten Leben entschlossen zu sterben. Ihr Entschluss stand fest. Nachdem mein Mann und meine Schwester ihr nicht die todbringenden Medikamente geben konnten und wollten, entschied sie sich für Sterbefasten, die Sterbeweise, die letztendlich jedem freiverantwortlichen Menschen als letzte, selbstbestimmte Entscheidung zur Verfügung steht. Ein machtvolles „Instrument", das jeder immer in sich trägt. Sie hatte ihren Entschluss selbst formuliert, für sich gefällt und ohne Druck von Dritten geäußert. Sie wollte so nicht mehr leben. Das war ihr letzter Wille: „Hilf mir, diesen Wunsch durchzusetzen, ihn auszuführen."

Und das haben wir getan, obwohl es ein so schwerer Schritt war! Wir haben es geschafft, innerhalb kurzer Zeit den Sterbewunsch meiner Mutter zu akzeptieren, unser Unverständnis, unsere Wut und den Ärger umzuwandeln in positive Energie – die wir auch dringend benötigten, um diese dreizehn Tage einfühlsam, respektvoll und liebevoll gestalten zu können. Wir haben die Entscheidung meiner Mutter schlussendlich respektiert, obwohl sie uns zu Beginn falsch erschien, nicht zuletzt weil wir sie noch so gerne länger bei uns gehabt hätten. Wir haben geschafft, den Sterbewillen meiner Mutter trotz unserer anfänglichen inneren Kämpfe nicht zu verurteilen, und damit eine Basis für ein respektvolles Miteinander geschaffen. Wir haben ihren letzten Willen, den größten Wunsch, den sie jemals an uns gestellt hat, angenommen, ausgeführt, gestaltet und zur Zufriedenheit aller zu Ende gebracht.

Spannend ist auch, wie unterschiedlich die Mitmenschen und ihre Freundinnen mit dem selbstbestimmten Sterben meiner Mutter umgegangen sind. Von völligem Unverständnis, Ablehnung oder Verdrängen bis hin zu bewundernder Anerkennung, Hochachtung und Respektzollen reichte das Spektrum.

Heute zählen diese dreizehn Tage der Begleitung zu den wichtigsten und unvergesslichsten Erlebnissen meines Lebens. Um nichts in der Welt möchte ich diese Erfahrung missen. Was war das für ein schwerer und mutiger Entschluss von meiner Mutter. Ja, was war sie tapfer! Wie liebevoll, einfühlsam, bescheiden, geduldig und dabei entschlossen hat sie diese Zeit gemeistert und mitgestaltet. Für mich ist sie zu einem Vorbild geworden!

Der Sterbeentschluss meiner Mutter hat meine Familie und mich seit nunmehr sechs Jahren in Atem gehalten, und es begann eine bewegte Zeit der Diskussionen über Sterbefasten und Suizid.

Zwei Jahre nach dem Tod meiner Mutter hatte ich dieses Buch schon „fertig". Es wurde aber sicherlich zu Recht vom Verlag abgewiesen, da es in Teilen viel zu emotional und unstrukturiert geschrieben war. Mittlerweile ist nach dem Tod meiner Mutter viel Zeit ins Land gegangen, und ich habe einiges zum wiederholten Male neu formuliert und verändert. Meine Einstellung zum Thema Sterbefasten hat sich in vielen Aspekten gewandelt, so auch meine Ansichten zum Suizid. Ich kann ruhiger und sachlicher schreiben. Und doch bleibt es ein hoch emotionales und für viele unfassbares Thema.

Aus diesem Grund lege ich Ihnen ans Herz, sich frühzeitig, schon in gesunden Zeiten, diesem Themenkomplex zu öffnen und mit Ihren Liebsten darüber zu sprechen. Vermeiden Sie nicht die Auseinandersetzung, das Grübeln, das Sprechen darüber. Irgendwann wird der Tod unausweichlich auch auf Sie zukommen. Vielleicht trifft es Sie „annehmbar", eventuell aber auch mit unerträglicher Härte.

Ich möchte mit diesem Buch Familienangehörige ermutigen, miteinander über die Themen rund ums Sterben zu sprechen, sich gegenseitig zuzuhören und rechtzeitig darüber nachzudenken, ein Familienmitglied im Sterben – und eventuell beim Sterbefasten – zu begleiten. Das Wichtigste bei alledem ist, die Kommunikation darüber schon jetzt in den Alltag zu integrieren. Sie werden die positive Erfahrung machen, dass das Sprechen über Sterben und Tod die Angst vor diesen großen Themen nehmen kann. Nur durch kontinuierlich geführte Kommunikation können sich Akzeptanz und Verständnis für die Positionen der Beteiligten entwickeln.

Machen Sie nicht den Fehler, die Gespräche über „Tod und Sterben" aus Ihrem Familienleben herauszuhalten. Der Tod kommt in jede Familie. Nichts auf der Welt ist sicherer als diese Tatsache. Deshalb haben wir alle im Leben zwei wunderbare, große Aufgaben: Erstens die Förderung und der Schutz werdenden Lebens, damit es wachsen kann, und zweitens die liebevolle, fürsorgliche Verabschiedung vergehenden Lebens.

Daher wünsche ich mir auch sehnlichst, dass Sterbefasten trotz der suizidalen Beweggründe wegen der vielen grundlegenden Unterschiede zum „normalen" Suizid nicht strafrechtlich unter diesem Begriff gefasst würde, sondern als *eigene Handlungsweise* betrachtet wird, damit die Unsicherheit für die Ärzte, Angehörigen, Freunde und (ehrenamtliche) Begleiter in dieser Hinsicht ein Ende hat (siehe Kapitel 27 und 28). Nur ohne die Angst vor strafrechtlicher Verfolgung für die Begleitung beim Sterbefasten kann eine gute Betreuung erfolgen. Ärzte sollten vorbehaltlos, ohne Denk- und Handlungsverbote[163] und ohne vorher zu wissen, wohin der gemeinsame

163 Die Tötung auf Verlangen ist von meiner Forderung ausgeschlossen. Sie steht schon lange unter Strafe (§ 216 StGB).

Weg mit dem entscheidungsfähigen Patienten führt, ergebnisoffen alle Möglichkeiten mit ihm besprechen können.

Einen Sterbefastenwilligen in ein fürsorgliches Umfeld einbetten zu können, wäre eine wichtige gesellschaftliche Aufgabe – statt ihn und seine Begleiter strafrechtlich zu bedrohen. Nicht wenige setzen sich dafür mittels Aufklärung über die Vorzüge des Sterbefastens in Büchern, Zeitschriften, Internet, Fernsehen oder Vorträgen ein, allen voran Christian Walther und Boudewijn Chabot. Barbara Rütting hat eine Petition[164] mit der Forderung nach einer gesetzlichen Regelung der Sterbefastenbegleitung ins Leben gerufen. Denn wenn dieser Weg dem Sterbewilligen versperrt ist, bleibt dann für ihn nicht nur der „normale" Suizid? Deshalb sollten wir dafür kämpfen, dass Sterbefasten eine Lösung bleibt!

---

164 https://www.change.org/p/gestorben-wird-zuhause-ja-zum-sterbefasten.

32 Dank

Ich danke meinem Mann Christoph für seine fortwährende Unterstützung in den fast fünf Jahren der Entstehung dieses Buches. Wie ein Leuchtturm hast du meinem Seelenschiff von Weitem sowohl bei stürmischer Schreibleidenschaft wie auch bei Schreibflauten den Weg geleuchtet. Manchmal hätte ich mir mehr Kritik gewünscht, doch hast du mich unbeirrt aufgemuntert und gelobt. Doch in all der Freiheit und Offenheit zwischen uns, hast du mich meinen eigenen Weg immer finden lassen. Dafür danke ich dir von Herzen.

Ich danke dir, meiner geliebten Tochter. Gemeinsam mit Christoph habt ihr beiden meine Grundfeste gebildet. Ohne deine Ermutigungen, wenn ich einmal wieder nicht weiter kam oder an meinen Schreibfähigkeiten zweifelte, und ohne deine unvergleichlichen Fähigkeiten, mich immer wieder aufzufangen und zu stützen, wäre vieles in meinem Leben nicht so gut verlaufen und dieses Buch wohl nie entstanden. Außerdem werde ich dir nie vergessen, wie du so vielen deiner privaten und beruflichen Pläne, die sich gerade entwickelten, damals den Rücken gekehrt hast, um im Sterbeprozess deiner Oma beistehen zu können. Diese Zeit hat uns alle geprägt und noch enger zueinander finden lassen. Zum Schluss möchte ich dir noch für das wunderschöne Bild für den Buchumschlag danken. Die Farben lassen meine Seele leuchten!

Auch dir, lieber Schwiegersohn, danke ich von Herzen. Jedem Wunsch nach Hilfe und Unterstützung bist du sofort nachgekommen. Dich als Verstärkung im Rücken zu wissen, tat mir immer gut.

Meiner Freundin Angelika bin ich von ganzem Herzen verbunden, da sie in akribischer Feinarbeit das Buch im Vorentwurf – trotz aller damaligen Schwächen – mit vielen konstruktiven Anmerkungen durchgearbeitet hat. Und was hatten wir danach für ein schönes Wochenende!

Meiner Schwester danke ich für ihr stilles Einverständnis, die persönliche, intime Geschichte unserer Mutter so der Öffentlichkeit präsentieren zu dürfen. Ebenso bin ich dir und dem Leben dankbar, dass wir gemeinsam diese unvergesslichen dreizehn Tage des Sterbens von Mama durchlebt haben und durchkämpfen konnten.

Meinem Bruder Michael Görler danke ich für seine wunderschönen Zeichnungen von unserer toten Mutter. Ich bin immer wieder angetan, welche ausdruckstarken Kunstwerke bei der Trauerverarbeitung entstehen können. Meiner Schwägerin danke ich für die Kontaktaufnahme mit Hermann Löffler vom Mabuse-Verlag. Überhaupt bin ich dem Mabuse-Verlag mit seinen Mitarbeitern sogar für die erste Ablehnung dankbar. Nur diesem Umstand verdanke ich es, den zweiten Teil völlig neu geschrieben zu haben.

Lieber Werner, dir gebührt ein ganz besonderes Dankeschön. Seit dem Erscheinen meines Buches haben wir in dir einen mittlerweile unverzichtbaren väterlichen Freund gefunden. Du bist unvergleichlich hilfsbereit, unterstützend, offen und einfühlsam. Du hast dich intensiv in das Thema eingearbeitet, so dass Christoph und ich in dir eine ungeahnte Stütze fanden. Wir sagen von ganzem Herzen danke für all deine Liebe.

Und ich danke Ihnen, liebe Leserinnen und Leser, die Sie sich mutig auf diesen Erfahrungsbericht eingelassen haben.

33 Literaturverzeichnis

Admiraal, Pieter/Boudewijn Chabot: *Wege zu einem humanen, selbstbestimmten Sterben.* WOZZ, Amsterdam 2008 (4, überarbeitete Auflage).

Bickhardt, Jürgen: Rechtliche und ethische Aspekte bei Entscheidungen am Lebensende. Erding 2011. http://www.klinikum.uni-muenchen.de/Chirurgische-Klinik-und-Poliklinik-Grosshadern/download/inhalt/patienten/sprechstunde/diaettage2011/Rechtl_eth_Aspekte_Entsch_Lebensende_Bickhardt.pdf.

Bickhardt, Jürgen: Eine ganz eigene Handlungsweise. In: *Deutsches Ärzteblatt.* Jg. 111, Heft 14, 4. April 2014.

Birnbacher, Dieter: Genaue Reichweite des Suizidhilfe-Verbots noch unklar. In: *Humanes Leben. Humanes Sterben.* 1/2016.

Borasio, Gian Domenico: *Ernährung und Flüssigkeit in der Palliativmedizin.* www.izp-muenchen.de.

Borasio, Gian Domenico: *Selbst bestimmt sterben.* München 2014.

Borasio, Gian Domenico: *Über das Sterben. Was wir wissen, was wir tun können, wie wir uns darauf einstellen.* München 2011.

Bosshard, Georg: Der Lebensfunken erlischt. In: *Zu Tode hungern statt Giftcocktail trinken.* http://www.20min.ch/schweiz/news/story/13247146 (Stand: 18.01.2016).

Chabot, Boudewijn/Braam, Stella: *Uitweg. Een waardig levenseinde in eigen hand. Uitgebreid met de heliummethode.* Vijfde herziene en iutgebreide druk februari 2012.

Chabot, Boudewijn/Walther, Christian: *Ausweg am Lebensende. Selbstbestimmtes Sterben durch freiwilligen Verzicht auf Essen und Trinken.* München 2015 (4. Auflage).

Coombs, Lee B.: A Model that Integrates Assisted Dying with Excellent End-Of-Life Care. In: Quill, T. E./Battin, M. P. (Hrsg.): *Physician-Assisted Dying. The Case for Palliative Care and Patient Choice.* The John Hopkins University Press. Baltimore/London 2004.

Delhey, Martin: *Zum Verständnis der Selbsttötung im Buddhismus.* Göttingen 2005, http://www.buddhismuskunde.uni-hamburg.de/fileadmin/pdf/digitale_texte/Bd10-K08Del hey.pdf.

Deutscher Bundestag: Entwurf einer Gesetzes zur Strafbarkeit der geschäftsmäßigen Förderung der Selbsttötung. Drucksache 18/5373. http://hospizblog.de/wp-content/uploads/2015/11/1805373.pdf (Stand:21.02.2016) S. 2.

Farell, Michael: Der kleine Durst der alten Leute. http://www.focus.de/gesundheit/ernaehrung/news/wassermangel_aid_230056.html.

Feldmann, Klaus: *Tod und Gesellschaft.* Wiesbaden 2010.

Feldmann, Klaus: *Sterben, Sterbehilfe, Töten, Suizid.* Hannover 2012. http://www.feldmannk.de/tl_files/kfeldmann/pdf/thantosoziologie/feldmann_sterben_sterbehilfe_toeten_suizid.pdf

Freund, Lisa: *Geborgen im Grenzenlosen.* O. W. Barth Verlag. 2012.

Freund, Lisa: Abschied nehmen und die letzten Dinge regeln. In: *Abschied. Buddhismus aktuell.* 4/2014.

Grundgesetz, http://www.gesetze-im-internet.de/bundesrecht/gg/gesamt.pdf.

Haller, Alois: Termination by dehydration. Die ärztliche Betreuung beim Sterbefasten. In: *Schweizer Zeitschrift für Ernährungsmedizin.* 1/14. 2014.

Hanke, Roland Martin: Sterbefasten-Freiwilliger Verzicht auf Nahrung und Flüssigkeit. In: *Columba. Das Palliativ-Portal Magazin.* Ausgabe 02.2016, S. 20–22.

Hardinghaus, Winfried: Fasten als letzte Lösung. In: *Zeit online.* 09.05.14 http://www.zeit.de/201416/sterbefasten-natuerlicher-suizid/komplettansicht?print=true.

Hecker, Bernd: Das strafrechtliche Verbot geschäftsmäßiger Förderung der Selbsttötung (§ 217 StGB). In: Goltdammer's Archiv für Strafrecht, C. F. Müller, 2016, S. 455 ff.

Hofmann, Irmgard: Essen und Trinken im Alter. In: *Essen und Trinken im Alter mehr als Ernährung und Flüssigkeitsversorgung.* Pflegiothek. Berlin 2010.

Hüther, Gerald: Neurobiologische Affekte und psychische Auswirkungen des Fastens. http://www.ugb.de/richtig-fasten/neurobiologische-effekte-psychische-auswirkungen-fastens.

Hüther, Gerald/Schmidt, Sabine/Rüther, Eckhart: Essen, Serotonin und Psyche. In: *Deutsches Ärzteblatt.* 95, Heft 9, 27. Februar 1998 (45).

Hugo, Petra: Am Ende können wir es alle. In: *Oya. Anders denken. anders leben.* 4. Jahrgang 2013, Nr. 23.

Jörns, Klaus Peter: *Nicht leben und nicht sterben können. Suizidgefährdung – Suche nach dem Leben.* 1986 (2. Auflage).

Jox, Ralf J.: *Sterben lassen. Über Entscheidungen am Ende des Lebens.* Hamburg 2011.

Jox, Ralf: http://www.berliner-zeitung.de/politik/palliativmediziner-ralf-jox-zur-sterbehilfe-sterbehilfe-in-ausnahmefaellen-zulassen,10808018,28095762.html (Stand: 21.02.2016).

Kaiser, Herbert: Suizidhilfe geregelt – Unsicherheit bleibt. http://hospizblog.de/ethik-und-recht/1851-assistierter-suizid-beihilfe-aerzte-unsicherheit/ (Stand: 21.02.2016).

von Kampitz, Kurt: *Über die vom Sterbefasten handelnden älteren Painna des Jaina-Kanons.* Hamburg 1929, S. 16 ff.

Klähn, Hartmut: Interview über FVNF im Medienprojekt Wuppertal 2013, „Sterbefasten – Freiheit zum Tod".

Klähn, Hartmut. In: Küppers, Beate. Einfühlung statt Gesetzgebung. In: *Oya 32,* Mai/Juni 2015.

Küppers, Beate: Einfühlung statt Gesetzgebung. In: *Oya 32,* Mai/Juni 2015.

Ludwig, Hanna: Mundpflege bei Schwerkranken. In: *Schmerztherapie.* 3/2009 (25. Jg.) http://www.schmerz-therapie-deutschland.de/pdf/Zeitschrift/2009_3_Schmerztherapie.pdf.

Longaker, Christine: *Dem Tod begegnen und Hoffnung finden. Die emotionale und spirituelle Begleitung Sterbender.* München, Zürich 1998 (2. Auflage).

Medical Tribune, Artikel IV. http://www.ciao.de/Sterbehilfe_Test_2928740.

Müller-Neuhof, Jost/Woratschka, Rainer: Bundestag verbietet organisierte Beihilfe zum Suizid. In: www.tagesspiegel.de/politik/gesetzenwurf-verabschiedet-bundesetag-verbietet-organisierte-beihilfe-zum-suizid/12554862.html (Stand: 21.02.2016).

Neumann, Gita: Gibt es noch Aussicht auf eine liberale Sterbehilferegelung. http://hpd.de/artikel/12619 (Stand: 25.02.2016).

NNVE, Stoppen met eten en drinken. Amsterdam 2009, S. 8. http://www.nvve.nl/assets/nvve/publicaties/StoppenMetEten.pdf.

Ostaseski, Frank. Meine wahren Lehrer sind die Sterbenden. In: *Buddhismus aktuell.* 3/ 2010.

Pflegiothek. Essen und Trinken im Alter mehr als Ernährung und Flüssigkeitsversorgung. Berlin 2010.

Putz, Wolfgang/Steldinger, Beate: *Patientenrechte am Ende des Lebens.* 2014 (5. Auflage).

Putz, Wolfgang: Die Begleitung einer Selbsttötung durch Angehörige, Freunde oder andere Personen. In: Stiftung WOZZ (Hrsg): *Wege zu einem humanen selbstbestimmten Sterben.* Amsterdam 2008 (4. Auflage).

Radbruch, L./Leget, C./Bahr, P./Müller-Busch, C. et al. (Hrsg.): *Euthanasie und ärztlich assistierter Suizid: Ein Weißbuch der European Association for Palliative Care.* Einsehbar unter: http://www.eapcnet.eu/Portals/0/Ethics/Publications/PM2015_Euthanasia_German.pdf, S. 8 ff. (Stand: 17.02. 2016).

De Ridder, Michael: *Wie wollen wir sterben? Ein ärztliches Plädoyer für eine neue Sterbekultur in Zeiten der Hochleistungsmedizin.* München 2010.

Rogall-Adam, Renate/Josuks, Hannelore: *Professionelle Kommunikation in Pflege und Management.* Braunschweig 2011 (2., aktual. Auflage).

Rübenach, , Stefan P.: Todesursache Suizid. In: *Wirtschaft und Statistik.* 10/2007. Statistisches Bundesamt, Wiesbaden 2007.

Rust, Serena: *Wenn die Giraffe mit dem Wolf tanzt. Vier Schritte zu einer einfühlsamen Kommunikation.* Burgrain. 2007 (3. Auflage).

Schneider, B./Sperling, W./Wedler, H.: *Suizidprävention im Alter.* Frankfurt 2011.

Schüttauf, Konrad: Suizid im Recht. In: Brudermüller, Gerd/ Marx, Wolfgang/Schüttauf, Konrad (Hrsg.): *Suizid und Sterbehilfe.* Schriften des Institutes für angewandte Ethik e. V. Bd. 4. Würzburg 2003.

Simon, Prof. Dr. Alfred, Akademie für Ethik in der Medizin, Göttingen, und Institut für Ethik und Geschichte in der Medizin, Münster. In: L. Leget/C. Bahr/P. Müller-Busch, C. et al. (Hrsg.): *Euthanasie und ärztlich assistierter Suizid: Ein Weißbuch der European Association for Palliative Care.* 2015.

Simon, Alfred: Hilfe im vs. Hilfe zum Sterben. 2016. http://www.haus-hannah.de/wp-content/uploads/2015/02/2015-11-11-Emsdetten-Sterbehilfe.pdf.

Thich Nhat, Hanh: *Achtsam sprechen – achtsam zuhören. Die Kunst der bewussten Kommunikation.* München 2014.

Tolmein, Oliver: Keine Gefahr für die Palliativmedizin. In: *Zeitschrift für Palliativmedizin.* 11. Jahrgang, Januar 2016.

Voltz, Raymond: Todeswunsch und Lebenswille: Beides zur gleichen Zeit ist möglich. Universität Köln, MCC-FAch-konferenz, *Rheinisches Ärzteblatt* 3/2014.

Vorsorge für Unfall, Krankheit, Alter durch Vollmacht, Betreuungsverfügung, Patientenverfügung. München 2015 (16. Auflage), ISBN: 978-3-406-62850-4.

Wehr, Manuela: Suizid im Alter. Bamberg 2007. http://www.suizid-im-alter.de/Diplomarbeit/Diplomarbeit.pdf.

DVD Sterbefasten. Freiheit zum Tod. Medienprojekt Wuppertal e. V. 2013 www.medienprojekt-wuppertal.de.

34 Anhang

Anhang 1: Modifikation der Garantenpflicht

Anhang 2: Patientenverfügung

Anhang 3: Vorsorgevollmacht

Modifizierung der Garantenpflicht für den Suizid

Ein Suizident sollte für seinen betreuenden Arzt/Ärztin unbedingt vor der Selbsttötung anwaltliche Beratung suchen und folgende Erklärung **handschriftlich** geschrieben und unterschrieben abgeben:

Erklärung

Ich,

....,
Name, Vorname, Geburtsdatum
erkläre hiermit Folgendes:
Nach reiflicher Überlegung erkläre ich aufgrund meiner gesamten Lebenseinstellung und aufgrund meiner derzeitigen gesundheitlichen Situation folgendes: ich möchte durch Suizid aus dem Leben scheiden.
Ich möchte dabei von dem Arzt / der Ärztin

....,
in meiner allerletzten Lebensphase palliativ betreut werden.
Dies bedeutet konkret:
In der Phase zwischen Suizid-Handlung und Eintritt des Todes soll Frau Dr...................... / Herr Dr...................... mit allen palliativmedizinischen Maßnahmen den Sterbevorgang einerseits zulassen und andererseits bei Bedarf erleichtern, z. B. Angst, Durstgefühl, Schmerzen oder Erbrechen bekämpfen, verhindern oder lindern.
Keinesfalls darf er/sie den Todeseintritt durch irgendeine Maßnahme, sei es durch eine eigene ärztliche Maßnahme oder sei es durch die Benachrichtigung einer anderen Person, wie z. B. eines Notarztes, verhindern. Insofern wird er/sie aus der Stellung eines Garanten für mein Leben entlassen.

.........................., den...........

....
Unterschrift

Für die Wirksamkeit der Erklärung ist es sinnvoll, zur Abfassung Zeugen hinzuzuziehen und die volle Einsichtsfähigkeit für diese Erklärung sinnvoll zu dokumentieren, etwa durch das schriftlich fixierte Protokoll der Unterzeichnung durch eine vertraute Person und den behandelnden Arzt.

Abbildung mit freundlicher Genehmigung des Beck-Verlags
nach: Putz, Wolfgang/Steldinger, Beate: *Patientenrechte am Ende des Lebens.* 2014 (5. Auflage)

Patientenverfügung

Für den Fall, dass ich, ...
(Name, Vorname, Geburtsname)

geboren am .... in...

wohnhaft in ....

meinen Willen nicht mehr bilden oder verständlich äußern kann, <u>bestimme ich</u> folgendes:

Zutreffendes habe ich hier angekreuzt:

1. Situationen, für die diese Verfügung gilt:

- Wenn ich mich aller Wahrscheinlichkeit nach unabwendbar im unmittelbaren Sterbeprozess befinde. ☐
- Wenn in Folge einer Gehirnschädigung meine Fähigkeiten, Einsichten zu gewinnen, Entscheidungen zu treffen und mit anderen Menschen in Kontakt zu treten, nach Einschätzung zweier erfahrener Ärzte aller Wahrscheinlichkeit nach unwiederbringlich erloschen sind, selbst wenn der Tod noch nicht absehbar ist. Dies gilt für direkte Gehirnschädigung z.B. durch Unfall, Schlaganfall, Entzündung oder fortgeschrittenen Hirnabbauprozess ebenso wie für indirekte Gehirnschädigung z.B. nach Wiederbelebung, Schock oder Lungenversagen. Es ist mir bewusst, dass in solchen Situationen die Fähigkeit zu Empfindungen erhalten sein kann, und dass ein Aufwachen aus diesem Zustand nicht ganz sicher auszuschließen, aber äußerst unwahrscheinlich ist. Beide Möglichkeiten ändern nichts an meinen hier niedergelegten Entscheidungen! ☐
- Wenn ich mich im Endstadium einer unheilbaren, tödlich verlaufenden Krankheit befinde, selbst wenn der unmittelbare Sterbeprozess noch nicht absehbar ist. ☐
- Wenn ich in Folge eines weit fortgeschrittenen Hirnabbauprozesses (z. B. bei Demenzerkrankung) auch mit ausdauernder Hilfestellung nicht mehr in der Lage bin, Nahrung und Flüssigkeit auf natürliche Weise zu mir zu nehmen. ☐

Vergleichbare, hier nicht ausdrücklich erwähnte Krankheitszustände sollen entsprechend beurteilt werden.

....	....	....
Ort	Datum	Unterschrift

2. In allen unter Punkt 1 beschriebenen und angekreuzten Situationen verlange ich:

- Lindernde pflegerische Maßnahmen, insbesondere Mundpflege zur Vermeidung des Durstgefühls sowie lindernde ärztliche Maßnahmen, im speziellen Medikamente zur wirksamen Bekämpfung von Schmerzen, Luftnot, Angst, Unruhe, Erbrechen und anderen Krankheitserscheinungen. Die Möglichkeit einer Verkürzung meiner Lebenszeit durch diese Maßnahmen nehme ich in Kauf. ☐

- Die Unterlassung lebensverlängernder oder lebenserhaltender Maßnahmen, die nur den Todeseintritt verzögern und dadurch mögliches Leiden unnötig verlängern würden. ☐

Auch wenn der Tod nicht unmittelbar bevorsteht (z. B. Komafälle), wünsche <u>ich sterben zu dürfen</u>, und <u>verlange</u>:

Keine künstliche Ernährung (weder über eine Sonde durch den Mund, die Nase oder die Bauchdecke noch über die Vene) und keine Flüssigkeitsgabe (außer zur Beschwerdelinderung) ☐

- Keine Wiederbelebungsmaßnahmen ☐

- Sollte ich Träger eines Defibrillators sein, so ist dieser zu deaktivieren. ☐

3. Zusätzliche Erklärung für einen fortschreitenden Hirnabbauprozess (z.B. Demenz):

Unabhängig vom Stadium der Erkrankung, **unabhängig** von meiner Fähigkeit, selbst noch Nahrung und Flüssigkeit aufnehmen zu können und **unabhängig** von meiner geistigen Beeinträchtigung verlange ich

- im Falle eines Herz-Kreislaufstillstandes, nicht reanimiert zu werden (Überlegen Sie, ob Sie ggf. frühzeitig eine Deaktivierung eines bei Ihnen implantierten Defilibrators herbeiführen wollen). ☐
- bei einer hinzutretenden, potentiell tödlich verlaufenden Krankheit, nicht lebensverlängernd behandelt zu werden. Es soll dann nur noch eine palliative Behandlung stattfinden, die Schmerzen und quälende Symptome lindert, damit ich sterben kann. ☐

Die Befolgung dieser Wünsche ist nach geltendem Recht keine verbotene aktive Sterbehilfe.

....	....	....
Ort	Datum	Unterschrift

4. Hinweise zu meiner Patientenverfügung:

Ich habe diese Verfügung nach sorgfältiger Überlegung erstellt. Sie ist Ausdruck meines Selbstbestimmungsrechtes. Darum wünsche ich nicht, dass mir in der konkreten Situation der Entscheidungsunfähigkeit eine Änderung meines hiermit bekundeten Willens unterstellt wird, solange ich diesen nicht ausdrücklich (schriftlich oder nachweislich mündlich) widerrufen habe. Ich weiß, dass ich die Patientenverfügung jederzeit abändern oder widerrufen kann.

Wenn ich jedoch diese Patientenverfügung ganz oder teilweise widerrufe, muss feststehen, dass ich hierzu noch die notwendige Einsichtsfähigkeit habe. Dies ist durch ein Gutachten eines Facharztes für Neurologie oder Psychiatrie festzustellen, der nicht in der Einrichtung tätig sein darf, in der ich mich in diesem Zeitpunkt befinde. Bleiben Zweifel hinsichtlich meiner aktuellen Einsichtsfähigkeit, so ist diese Patientenverfügung als mein fortgeltender und damit aktueller Wille zu respektieren und umzusetzen. Auf einen aktuellen Widerruf darf dann nicht abgestellt werden.

Sofern in dieser Patientenverfügung oder in einer Anlage Erläuterungen zu meinen Wertvorstellungen oder Angaben zu bestehenden Krankheiten beigefügt sind, sollen sie als erklärender Bestandteil dieser Verfügung angesehen werden.

....	....	....
Ort	Datum	Unterschrift

Hinweise zu meiner Patientenverfügung:

Erneuerung der Patientenverfügung:

Es empfiehlt sich, diese Verfügung regelmäßig (z.B. alle ein bis zwei Jahre) mit Unterschrift zu bestätigen. Eine erneute Bestätigung bzw. eine Überarbeitung ist sinnvoll, wenn eine Änderung der persönlichen Lebensumstände eintritt.

Ort	Datum	Unterschrift

Beratung bei der Abfassung der Patientenverfügung:

Eine Beratung ist empfehlenswert, aber für die Rechtsverbindlichkeit dieser Verfügung nicht Voraussetzung! Es empfiehlt sich, die Beratung durch einen Arzt, Rechtsanwalt, Hospizverein oder Betreuungsstelle durch eine kurze Notiz auf dieser Patientenverfügung zu dokumentieren. Ein solches Beratungsgespräch kann unterstreichen, dass Sie Ihre Wünsche ernsthaft und im Bewusstsein ihrer Bedeutung zum Ausdruck gebracht haben.

Bei der Abfassung meiner Patientenverfügung habe ich mich beraten lassen von:

Datum, (Praxis-) Stempel oder Bezeichnung der Einrichtung, Organisation oder Name des Arztes, Unterschrift des Beraters, ggf. zusätzliche Erklärungen des Beraters, zum Beispiel zum Gesundheitszustand der/des Verfügenden bei Erstellung der Patientenverfügung:

....

....

Auch wenn keine Beratung erfolgte, sollten Sie hier den Arzt Ihres Vertrauens benennen, damit bei ihm Rücksprache genommen werden kann:

Arzt /Ärztin meines Vertrauens ist: ....

Anschrift, Telefon, Fax: ....

....

a) Hinweis auf eine existierende Vorsorgevollmacht:

Ich habe zusätzlich zur Patientenverfügung eine Vorsorgevollmacht erstellt und den Inhalt der Patientenverfügung mit dem/der/den nachfolgend bezeichneten Bevollmächtigten besprochen. Achtung: dies ist nur ein Hinweis und ersetzt nicht die Vorsorgevollmacht(en). ☐

Name: .... Name: ....

Anschrift: .... Anschrift: ....

....

Telefon: .... Telefon: ....

b) Hinweis für die Einrichtung einer rechtlichen Betreuung (alternativ zu a):

Ich habe niemandem Vorsorgevollmacht erteilt und wünsche, dass ein vom Betreuungsgericht für mich bestellter Betreuer meinem Willen, wie er sich aus dieser Patientenverfügung ergibt, Ausdruck verschafft und ihn durchsetzt. ☐

....	....	....
Ort	Datum	Unterschrift

6

Raum für persönliche Erklärungen:

....

....

....

....

....

....

....

....

....

Diese Patientenverfügung ist nach den § 1901 ff. BGB (Patientenverfügungsgesetz) für jedermann rechtsverbindlich. Sie kann bei Missachtung mit anwaltlicher Hilfe, ggf. auch gerichtlich, gegen Kliniken, Ärzte und Pflegeheime durchgesetzt werden. Eine Missachtung ist als Körperverletzung strafbar. Die Umsetzung einer Patientenverfügung bedarf nur in Konfliktfällen zwischen Arzt und Bevollmächtigtem bzw. Betreuer einer betreuungsgerichtlichen Genehmigung (§ 1904 BGB).

PUTZ · SESSEL · STELDINGER
RECHTSANWÄLTE
KANZLEI FÜR MEDIZINRECHT

Quagliostraße 7 · 81543 München · Telefon: 089 / 65 20 07 · Fax: 089 / 65 99 89
kanzlei@putz-medizinrecht.de • www.putz-medizinrecht.de

Abdruck mit freundlicher Genehmigung der VerfasserInnen,
Quelle: http://www.putz-medizinrecht.de/tl_files/putz-steldinger/pdf/patientenverfuegung.pdf.

Vorsorgevollmacht

Ich,

....

(Name, Vorname, Geburtsname, Geburtsdatum und -ort, Anschrift) **(Vollmachtgeber/in)**

....

erteile hiermit Vollmacht mit der Berechtigung, in einzelnen Angelegenheiten Untervollmacht zu erteilen, und mit der Maßgabe, dass diese Vollmacht über den Tod hinaus bis zu einem Widerruf durch meine Erben gelten soll, an

....

(Name, Vorname, Geburtsname, Geburtsdatum und -ort, Anschrift, Telefon, Fax, Email)

....

(bevollmächtigte Person)

Diese Vertrauensperson wird hiermit bevollmächtigt, mich in allen Angelegenheiten zu vertreten, die ich im Folgenden angekreuzt habe, auch wenn ich nach Errichtung dieser Urkunde geschäftsunfähig geworden sein sollte.

Die Vollmacht ist nur wirksam, solange die bevollmächtigte Person die Vollmachtsurkunde besitzt und bei Vornahme eines Rechtsgeschäfts die Urkunde im Original vorlegen kann.

Gesundheitssorge / Pflegebedürftigkeit **Ja** ☐ **Nein** ☐

- Sie darf in allen Angelegenheiten der Gesundheitssorge entscheiden, ebenso über alle Einzelheiten einer ambulanten oder (teil-)stationären Pflege. Sofern ich eine Patientenverfügung erstellt habe, muss diese beachtet werden.
- Sie darf insbesondere in sämtliche Maßnahmen zur Untersuchung des Gesundheitszustandes, in Heilbehandlungen oder ärztliche Eingriffe einwilligen, auch wenn diese mit Lebensgefahr verbunden sein könnten oder ich einen schweren und länger dauernden gesundheitlichen Schaden erleiden könnte (§ 1904 Abs. 1 BGB).*)
- Sie darf insbesondere ihre Einwilligung in jegliche Maßnahmen zur Untersuchung des Gesundheitszustandes, in Heilbehandlungen oder ärztliche Eingriffe verweigern oder widerrufen, auch wenn die Nichtvornahme der Maßnahme für mich mit Lebensgefahr verbunden sein könnte oder ich dadurch einen schweren und länger dauernden gesundheitlichen Schaden erleiden könnte (§ 1904 Abs. 2 BGB). Sie darf somit auch die Einwilligung zum Unterlassen oder Beenden lebensverlängernder Maßnahmen erteilen.*)
- Sie darf Krankenunterlagen einsehen und deren Herausgabe an Dritte bewilligen. Ich entbinde alle mich behandelnden Ärzte und nichtärztliches Personal gegenüber meiner bevollmächtigten Vertrauensperson von der Schweigepflicht.
- Sie darf über meine Unterbringung mit freiheitsentziehender Wirkung (§ 1906 Abs. 1 BGB), ärztliche Zwangsmaßnahmen im Rahmen der Unterbringung (§ 1906 Abs. 3 BGB) und über freiheitsentziehende Maßnahmen (z.B. Bettgitter, Medikamente u.Ä.) in einem Heim oder einer sonstigen Einrichtung (§ 1906 Abs. 4 BGB) entscheiden, solange dergleichen zu meinem Wohle erforderlich ist.**)

*) Eine Genehmigung des Betreuungsgerichtes ist nicht erforderlich, wenn zwischen dem Bevollmächtigten und dem behandelnden Arzt Einvernehmen darüber besteht, dass die Erteilung, die Nichterteilung oder der Widerruf der Einwilligung dem Willen des Patienten entspricht (§ 1904 Abs. 4 und 5 BGB).

**) In diesen Fällen hat der Bevollmächtigte eine Genehmigung des Betreuungsgerichts einzuholen (§ 1906 Abs. 2, 3a und 5 BGB).

Bitte auch diese Seite unterschreiben: .... (Ort, Datum) .... (Unterschrift des Vollmachtgebers/der Vollmachtgeberin)

Aufenthalt und Wohnungsangelegenheiten Ja ☐ Nein ☐

- Sie darf meinen Aufenthalt bestimmen, Rechte und Pflichten aus dem Mietvertrag über meine Wohnung einschließlich einer Kündigung wahrnehmen sowie meinen Haushalt auflösen und einen neuen Wohnraummietvertrag oder einen Heimvertrag abschließen und kündigen.

Post und Fernmeldeverkehr Ja ☐ Nein ☐

- Sie darf die für mich bestimmte Post – auch Einschreiben mit dem Vermerk »eigenhändig« – entgegennehmen und öffnen sowie über den Fernmeldeverkehr entscheiden. Sie darf alle hiermit zusammenhängenden Willenserklärungen (z.B. Vertragsabschlüsse, Kündigungen) abgeben.

Vertretung vor Behörden und Gerichten Ja ☐ Nein ☐

- Sie darf mich bei Behörden, Versicherungen, Renten- und Sozialleistungsträgern vertreten.
- Sie darf mich gegenüber Gerichten vertreten sowie Prozesshandlungen aller Art vornehmen.

Vermögenssorge Ja ☐ Nein ☐

- Sie darf mein Vermögen verwalten und hierbei alle Rechtshandlungen und Rechtsgeschäfte im In- und Ausland vornehmen, Erklärungen aller Art abgeben und entgegennehmen sowie Anträge stellen, abändern, zurücknehmen, namentlich
  - über Vermögensgegenstände jeder Art verfügen
  - Zahlungen und Wertgegenstände annehmen, Verbindlichkeiten eingehen
  - mich im Geschäftsverkehr mit Kreditinstituten vertreten
  - Willenserklärungen bezüglich meiner Konten, Depots und Safes abgeben
  - Schenkungen vornehmen, wie sie einem rechtlichen Betreuer rechtlich gestattet sind

Befreiung vom Verbot des § 181 BGB Ja ☐ Nein ☐

- Die bevollmächtigte Person ist vom gesetzlichen Verbot des § 181 BGB (»Insichgeschäft«) befreit. (Bitte beachten Sie hierzu unsere Erläuterungen im Informationsblatt).

Regelung der Bestattung Ja ☐ Nein ☐

- Ich will, dass die bevollmächtigte Person meine Bestattung nach meinen Wünschen regelt.

Betreuungsverfügung Ja ☐ Nein ☐

- Falls trotz dieser Vollmacht eine gesetzliche Vertretung (»rechtliche Betreuung«) erforderlich sein sollte, bitte ich, die oben bezeichnete Vertrauensperson als Betreuer zu bestellen.

Hinweis an den Vollmachtgeber:

Zur Form der Vollmacht (Beglaubigung oder notarielle Beurkundung) beachten Sie unbedingt die Hinweise in unserem Informationsblatt.

....

(Ort, Datum) (Unterschrift des Vollmachtgebers/der Vollmachtgeberin)

....

(Ort, Datum) (Unterschrift des Vollmachtnehmers/der Vollmachtnehmerin)

PUTZ • SESSEL • STELDINGER
RECHTSANWÄLTE • KANZLEI FÜR MEDIZINRECHT

Quagliostraße 7 · 81543 München · Telefon: 089 / 65 20 07 · Fax: 089 / 65 99 89
kanzlei@putz-medizinrecht.de • www.putz-medizinrecht.de

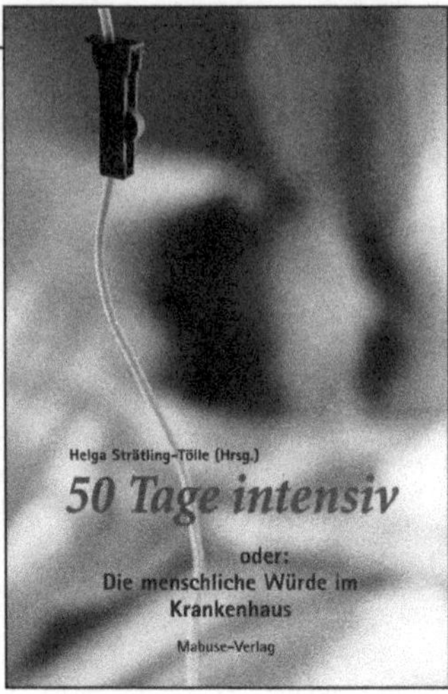

Helga Strätling-Tölle (Hrsg.)

50 Tage intensiv

Oder: Die menschliche Würde im Krankenhaus

4. Auflage 2014, 192 Seiten, 16,90 Euro
ISBN 978-3-933050-53-3

In diesem Buch werden die Erfahrungen einer Frau geschildert, deren Mann aufgrund einer Atemwegserkrankung fünfzig Tage auf der Intensivstation verbracht hat. Ergänzt wird ihr eindrucksvoller, bewegender Bericht durch die »Erinnerungen aus dem Koma«, vom Betroffenen selbst noch im Krankenhaus verfasst.

»Dies ist ein überaus eindrucksvolles Manuskript, ein menschlicher Erfahrungsbericht, von dem zu wünschen wäre, dass eine große Zahl von Menschen für sich daraus lernen könnte.«
(Prof. Dr. Horst-Eberhard Richter)

Mabuse-Verlag

Postfach 900647 b • 60446 Frankfurt am Main
Tel.: 069 – 70 79 96-16 • Fax: 069 – 70 41 52
info@mabuse-verlag.de • www.mabuse-verlag.de